Elisabeth Polster

Sündigen erlaubt

ELISABETH POLSTER

sündigen ERLAUBT

Zum Wohlfühlgewicht ohne Diät

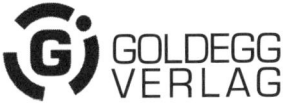

GOLDEGG VERLAG

Bildrechte Autorenfoto: Kurt Albrechtshofer
Bildrechte Umschlag: © Alisen_anima – fotolia.com

Der Verlag und seine Autorin sind für Reaktionen, Hinweise oder Meinungen dankbar. Bitte wenden Sie sich diesbezüglich an verlag@goldegg-verlag.com.

Der Goldegg Verlag achtet bei seinen Büchern und Magazinen auf nachhaltiges Produzieren. Goldegg Bücher sind umweltfreundlich produziert und orientieren sich in Materialien, Herstellungsorten, Arbeitsbedingungen und Produktionsformen an den Bedürfnissen von Gesellschaft und Umwelt.

ISBN Print: 978-3-903090-19-4
ISBN E-Book: 978-3-903090-20-0

© 2016 Goldegg Verlag GmbH
Friedrichstraße 191 • D-10117 Berlin
Telefon: +49 800 505 43 76-0

Goldegg Verlag GmbH, Österreich
Mommsengasse 4/2 • A-1040 Wien
Telefon: +43 1 505 43 76-0

E-Mail: office@goldegg-verlag.com
www.goldegg-verlag.com

Layout, Satz und Herstellung: Goldegg Verlag GmbH, Wien
Druck und Bindung: CPI books GmbH, Leck

*Dieses Buch widme ich meiner leider
viel zu früh verstorbenen Mutter.*

*DANKE Mama für ALLES!
Ich habe dich sehr lieb und vermisse dich!*

Übersicht

Inhaltsverzeichnis

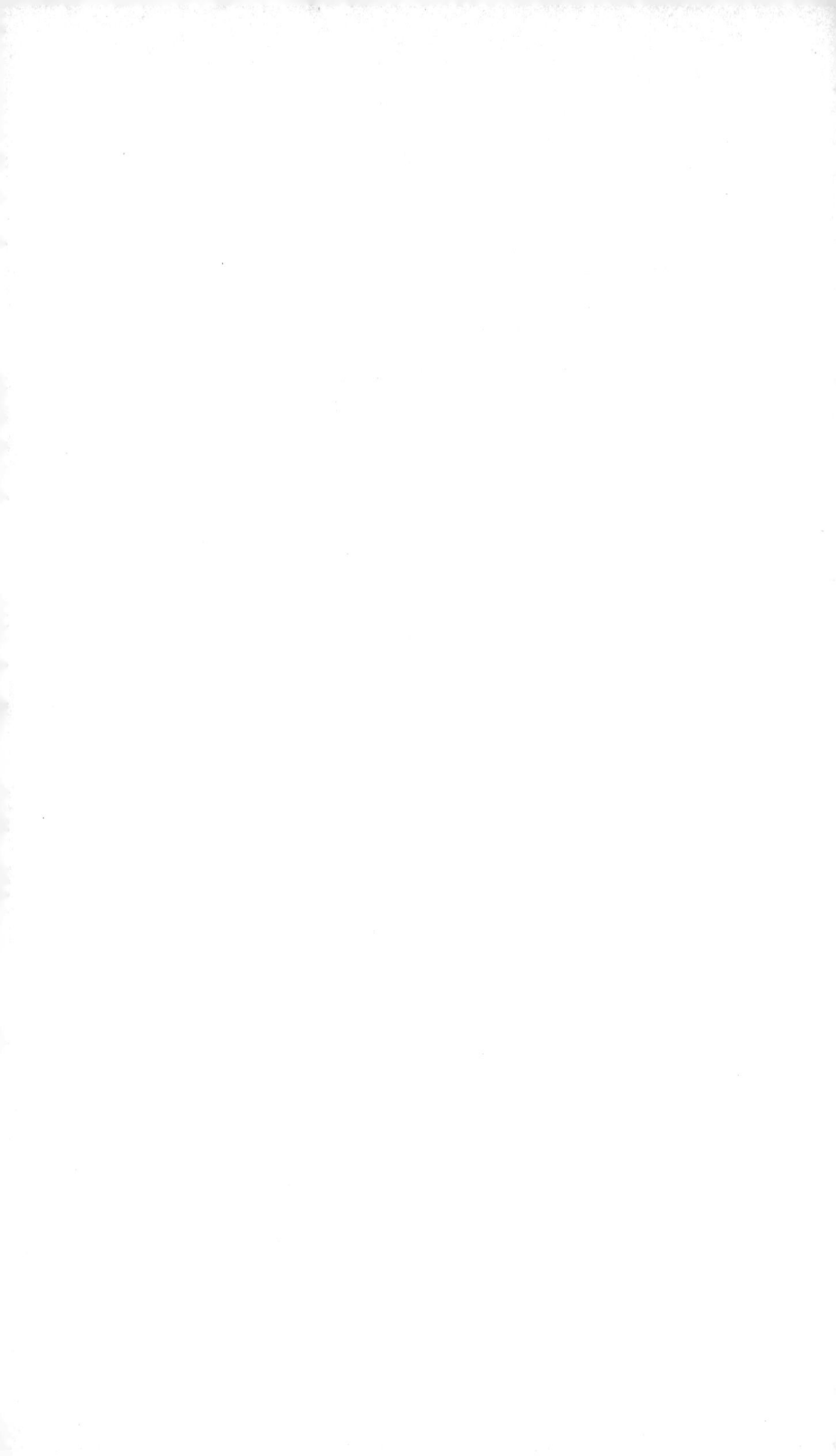

Das muss ich Ihnen vorab erzählen …

Schwere Kost: die Küche meiner Mutter …

Ich kann mich noch genau erinnern, wie ich als Kind geröstete Leber gegessen habe, obwohl sie mir gar nicht geschmeckt hat. Meine Mutter hat mir gesagt:»Leber ist gesund, sie enthält so viele wertvolle Mineralstoffe und Spurenelemente.« Also habe ich sie gegessen. Einige Jahre später las meine Mutter, dass die Leber wie bei uns Menschen auch beim Tier als Entgiftungsorgan fungiert und deshalb besonders bei der herkömmlichen Nutztierhaltung stark mit Schadstoffen, ja sogar mit Schwermetallen belastet sein konnte. Sie können sich gar nicht vorstellen, wie erleichtert ich war, und ab diesem Zeitpunkt habe ich keine Leber mehr gegessen.

Aber warum erzähle ich Ihnen das? Weil ich deutlich machen möchte, dass ich schon als Kind geprägt wurde, über die Wertigkeit unserer Nahrung nachzudenken und nicht einfach irgendetwas zu essen, sondern Nahrungsmittel, die »gesund« sind oder zu diesem Zeitpunkt als gesund erachtet wurden. Meine Mutter wurde während des Krieges 1940 geboren und als der Krieg zu Ende war und es wieder regelmäßig und ausreichend zu essen gab, wurde alles getan, damit die eigenen Kinder richtig satt wurden. Die Teller mussten leer gegessen werden als Wertschätzung für das Vorhandensein von Lebensmitteln und in Gedenken an die schlechten Zeiten. Ein bisschen mehr auf den Rippen zu haben, war ein

Symbol dafür, dass es dieser Familie wirtschaftlich gut ging. Meine Mutter aß und wurde immer dicker. Als sie 27 Jahre alt und mit mir schwanger war, brach bei ihr Diabetes mellitus Typ 2 aus. Zu dieser Zeit gab es noch keine so intensive Betreuung und Kontrollen für Diabetiker wie heute. Empfehlungen für eine individuelle Ernährungsumstellung und das Wissen, wie wir es heute in Anspruch nehmen können, gab es noch nicht. Weil meine Mutter keinen Sport betrieb, kam es dazu, dass sie im Alter von 50 Jahren an fast allen Folgeerkrankungen der Zuckerkrankheit litt. Dazu gehörten extreme Durchblutungsstörungen aufgrund von Gefäßverkalkungen. Bei ihr vorwiegend in den Beinen, sodass sie nur noch kurze Strecken ohne Schmerzen gehen konnte und ihr einige Jahre später zwei Zehen amputiert werden mussten. Netzhautablösung der Augen, welche unbehandelt zur Erblindung führen und Nierenfunktionsstörungen. Im jungen Alter von 60 Jahren ist meine Mutter an den Folgen ihrer Erkrankung verstorben.

Das ist eine sehr traurige Geschichte, auf die ich zurückblicke, jedoch gleichzeitig einer von mehreren Motivationsgründen, auf mein Wohlbefinden zu achten und so viele Menschen wie möglich dabei zu unterstützen, ihre Ernährungs- und somit Lebensgewohnheiten zu optimieren, um dann selbst Verantwortung für ihre Gesundheit übernehmen zu können. Ich möchte Ihnen in diesem Buch auf einfache, verständliche, humorvolle und hoffentlich inspirierende Art und Weise Einblicke in die Funktionsweise unseres Stoffwechsels geben und meine persönlichen Erfahrungen mit Ihnen teilen, wie sich eine nicht »artgerechte« Ernährung auf unsere Lebensfreude, Gesundheit, Wohlbefinden, Gewicht und unsere Leistungsfähigkeit auswirkt. Auf keinen Fall möchte ich Ihnen mit erhobenem Zeigefinger sagen, was Sie essen oder nicht essen sollen. Mein Wunsch ist es, Ihr Interesse für die Vorgänge in unserem Körper zu wecken und Ihnen aufzuzeigen, welchen Unterschied es macht, ob

Das muss ich Ihnen vorab erzählen …

wir *Lebens-* oder *Nahrungsmittel* zu uns nehmen. Ergänzt um meine ganz persönlichen Geschichten und Erlebnisse. Deshalb habe ich den Titel: *Sündigen erlaubt – Zum Wohlfühlgewicht ohne Diät* gewählt, um Entspannung in das Thema »gesunde Ernährung« zu bringen. Nur ohne ständige Verbote und mit der eigenen Entscheidung für uns, unser Wohlbefinden und unsere Gesundheit gelingt es uns, Veränderungen dauerhaft in unser Leben zu integrieren.

Da ich keine Wissenschafterin bin, wird es in meinem Buch keine komplizierten Ausführungen zu biochemischen Vorgängen in unserem Stoffwechsel geben. Dafür gibt es genügend Bücher am Markt, die diesem Anspruch gerecht werden. Ausbildungen in den Bereichen Stoffwechsel, Ernährung und Darmgesundheit in Deutschland und Österreich bildeten die Grundlage, um neun Jahre lang praktische Erfahrungen in den Bereichen gesunde Ernährung und Stoffwechsel-Aktivierung sammeln zu können, welche ich Ihnen gerne näherbringen möchte. Je mehr Sie wissen, umso einfacher wird es Ihnen fallen, die für Sie richtigen Entscheidungen für Ihre ganz individuelle Ernährungsweise zu treffen. Deshalb freue ich mich besonders, dass *Sie* mein Buch in Händen halten, denn dann haben Sie beschlossen, sich aktiv und eigenverantwortlich mit *gesunder Ernährung* und Ihrem eigenen Wohlbefinden zu beschäftigen. Sie werden sehen, es zahlt sich aus!

Ich wünsche Ihnen nun viel Vergnügen beim Lesen,

Meine beleidigte Leber

Bevor ich meine Berufung zu meinem Beruf machen konnte, sollte ich noch ein für mich prägendes Erlebnis haben ...

Ich war 32 Jahre jung und zu dieser Zeit in Köln zu Hause. Für meine Familie kochte ich zweimal am Tag frisch, meistens Hausmannskost mit Sättigungsbeilagen wie Kartoffeln, Knödel, Nudeln, Reis. Häufig gab es auch Süßspeisen und nachmittags hatte ich mir täglich Kuchen und Kaffee angewöhnt. Rückblickend habe ich mich mit Sättigungsbeilagen und Süßem gemästet. Wenn ich ehrlich zu mir bin, war ich maßlos. Denn ich habe reingefuttert wie ein Profisportler, der zwei bis vier Stunden am Tag trainiert – was ich allerdings nicht gemacht habe – mit dem Riesenglück, kaum zuzunehmen. Bei einer Routine-Gesundenuntersuchung stellte mein Hausarzt anhand meiner erhöhten Leberwerte im Blut und mit einer Ultraschalluntersuchung eine leichte Fettleber fest. Auf meine Frage, was ich dagegen tun könnte, bekam ich gesagt: »Liebe Frau Polster, machen Sie sich keine Sorgen, eine leichte Fettleber ist nichts Schlimmes und Sie können auch nichts dagegen tun.« Vom Typ her die »Gesundheitsbewusste« verließ ich doch sehr besorgt seine Praxis. Mit 32 Jahren eine leichte Fettleber, und was kommt dann? Zu dieser Zeit war ich dabei, mich beruflich zu verändern und hatte schon meine Fühler ausgestreckt, um im Gesundheitswesen Fuß zu fassen. Ich begann eine Ausbildung zur Heilpraktikerin und machte ein Praktikum, wo ich mit Heilpraktiker Lothar Ursinus und dem individuellen Ernährungsprogramm »gesund & aktiv« in Kontakt kam. In dem schlauen Buch »Naturheilpraxis heute« erfuhr ich, dass man eine leichte Fettleber ausgezeichnet mit einer Ernährungsumstellung regenerieren kann. Ich ließ mir Blut abnehmen und bekam das Ergebnis meiner Vital- und Stoffwechsel-Analyse und einen individuell auf mich zugeschnittenen Ernährungsplan, welcher meine Blutgruppe als genetischen

Fingerabdruck und meine damalige Stoffwechsellage berücksichtigte und unter anderem alle Lebensmittel enthielt, welche sich antientzündlich und Stoffwechsel optimierend auswirkten. Die Umstellung fiel mir leicht. Nach vier Wochen und einem weiteren Blutbefund hatten sich meine Leberwerte um die Hälfte reduziert und zwei Monate danach hatte ich normale, also gesunde, Leberwerte. Ich kann Ihnen gar nicht sagen, wie erleichtert ich war, als meine Heilpraktikerin mir die Verbesserung der Blutwerte mitteilte. Mir lief die Gänsehaut und besonders beeindruckt war ich davon, wie einfach es doch sein kann, etwas für seine Gesundheit zu tun. Man muss einfach nur das Richtige essen! Dem Arzt Hippokrates war es ja schon vor mehr als tausend Jahren klar, als er sagte: »Lass die Nahrung dein Heilmittel sein.«

Ich denke, die Zeit ist gekommen, um dies zu verinnerlichen und der Nahrung, die wir uns zuführen, den höchsten Stellenwert einzuräumen. Denn sie sichert unser Überleben und vor allem wie wohl, aktiv, gesund und energiegeladen wir uns fühlen. Dieses wunderbare Erlebnis war ein weiterer Motivationsgrund, meinen eingeschlagenen Weg weiterzugehen. Ach ja, fast hätte ich vergessen zu erwähnen, dass sich nicht nur die Blutwerte verbessert haben, sondern auch meine Figur davon profitiert hat. Nach sechs Monaten wog ich fünf Kilo weniger und die Waage zeigte das Gewicht, welches ich mit 18 Jahren das letzte Mal gesehen hatte.

Das ist nun einige Jahre her. Jetzt mit 48 Jahren musste ich einen zweiten gesundheitlichen »Tiefschlag« einstecken. Da ich mich nur phasenweise bewusst und gesund ernähre, gibt es immer wieder Zeiten, in denen ich gar nicht gut zu mir bin und obwohl ich es besser wissen müsste, mir große Mengen an Schokolade, Süßigkeiten, Kuchen und süße Nachspeisen einverleibe. Dieser »Tiefschlag« war wieder eine Routine-Gesundenuntersuchung – dieses Mal in Wien – bei der man feststellte, dass mein Nüchtern-Blutzucker zu hoch war und meine Leberwerte ebenso. Ich weiß, dass die erhöhten

Das muss ich Ihnen vorab erzählen …

Werte und meine *beleidigte Leber* mir sagen, dass ich auch eine genetische Veranlagung von meiner Mutter mitbekommen habe. Doch das heißt nicht, dass ich meinem Schicksal ausgeliefert bin, sondern einzig, dass ich besonders gut mit mir umgehen soll. Natürlich hängen meine Gesundheit und mein Wohlbefinden nicht allein davon ab, was ich esse, sondern auch, ob ich mich ausreichend bewege, wie es mir mental geht und wie glücklich meine Seele ist. Deshalb bin ich gerade dabei – jetzt wo ich an meinem Buch schreibe –, ganz bewusst Lebensmittel zu essen, die mir helfen werden, meine Blutwerte in einen gesunden Bereich zu bringen. In meinem Kalender sind fixe Sporteinheiten eingetragen und ich unternehme wieder bewusst Dinge, welche mich glücklich machen.

Der Mensch und seine artgerechte Ernährung

Denken Sie auch oft, dass Ernährung eine Wissenschaft geworden ist? Warum ist es heute so schwierig, sich »artgerecht« zu ernähren, also die richtigen Lebensmittel für uns Menschen auszuwählen? Jeden Tag gibt es bevorzugt über Medien die neuesten Meldungen, was für uns gesund ist. Welches »Superfood« wir unbedingt zu uns nehmen sollten, damit es uns gut geht. Allesamt importiert aus fernen Ländern. Die Informationsflut ist groß und die Verwirrung ebenso.

Einmal heißt es, wir sollen viel Vollkorn-Getreide zu uns nehmen. Dann wieder ausschließlich Eiweiß und nur ja kein Getreide. Die einen sagen, Butter ist schlecht, wir sollen Margarine essen, während die anderen auf Butter schwören. Immer noch sagen viele, Cholesterin ist schlecht, obwohl es wissenschaftliche Studien gibt, die längst schon das Gegenteil beweisen.

Viele Menschen wissen nicht mehr, was sie essen sollen und was gesund ist. Die Hauptursache, warum wir uns immer mehr von einer uns artgerechten, verträglichen und wohltuenden Ernährung entfernen, ist für mich die Industrialisierung. Durch Verarbeitung, Züchtung und Veränderung von ehemals natürlichen und reinen Lebensmitteln entstehen minderwertige Nahrungsmittel. Ich unterscheide deshalb gerne zwischen einem *Lebensmittel,* welches uns lebendige, wertvolle Substanzen, und einem *Nahrungsmittel,* welches uns ausschließlich Energie liefert. Deshalb möchte ich Ihnen anhand von Haushaltszucker beschreiben, wie aus einem Lebensmittel ein Nahrungsmittel wurde. Es ist gerade einmal 100 Jahre her, dass Menschen begonnen haben, aus Zuckerrüben oder Zuckerrohr unseren heutigen raffinierten Zucker herzustellen. Die Natur – und wir alle wissen, sie ist ein perfektes System – hatte vorgesehen, dass wir die Zuckerrübe oder das Zuckerrohr im Ganzen essen.

Deshalb sind alle wichtigen Nähr- und Vitalstoffe enthalten, damit wir von diesem Lebensmittel genährt werden, es optimal verarbeiten und für unsere Stoffwechselvorgänge nützen können. Der Mensch hat jedoch die gesunden Inhaltsstoffe wie Vitamine, Mineralstoffe, Spurenelemente, sekundäre Pflanzenstoffe und Ballaststoffe – ich nenne sie zusammengefasst in meinen Erläuterungen Vitalstoffe – entfernt. Dazu sind mehrere industrielle Verarbeitungsschritte mit dem rieselfreudigen Ergebnis unseres Zuckers ohne wertvolle Vitalstoffe notwendig. Unser Körper benötigt zur Verstoffwechselung von Zucker aber B-Vitamine und Mineralstoffe. Werden diese im Nahrungsmittel – wie es bei raffiniertem Zucker der Fall ist – nicht gleich mitgeliefert, holt sich unser Körper diese Vitalstoffe aus seinen Depots. Bevorzugte Lagerstätten für Mineralstoffe sind Haut, Haare, Nägel, Bindegewebe und Knochen. Wir hören oft von Menschen, dass sie sich übersäuert fühlen, was biochemisch bedeutet, dass es an Mineralstoffen fehlt, welche für ein basisches Milieu sorgen. Eine leichte, aber ständige, lang anhaltende Übersäuerung kann uns direkt zu Haarausfall, brüchigen Fingernägeln, Osteoporose (Knochenschwund) oder Osteomalazie (Knochenerweichung) führen. Ein so verändertes Lebensmittel – Experten sprechen auch von *isolierten Kohlenhydraten* – ist nicht mehr natürlich und für unseren Organismus fremd.

Für die beschriebenen negativen Auswirkungen bedarf es natürlich bestimmter Mengen. Ein bisschen Zucker hat noch niemandem geschadet. Er sollte nur als Beispiel dienen. Es ist die Vielzahl an veränderten und dadurch minderwertigen Nahrungsmittel, die wir zu uns nehmen. Die Auswirkungen auf unseren gesamten Stoffwechsel und was genau in unserem Körper passiert, werde ich Ihnen etwas später noch erzählen.

Natürlich bin ich sehr froh, dass es uns heute so gut geht, dass Essen immer vorhanden ist und wir über eine große Auswahl an Lebens- und Nahrungsmitteln verfügen. Denn das war nicht immer so. Kein Zweifel, wir leben in einer gesegneten Zeit und müssen nicht Hunger leiden. Das sollte jedoch nicht dazu führen, gedankenlos Dinge zu essen, welche von der Industrie stark verändert wurden und über Medien als wertvoll gepriesen werden.

Vielen Menschen ist es nicht bewusst bzw. möchten sie nicht glauben, welche Auswirkungen unsere Ernährung auf unsere Gesundheit, Leistungsfähigkeit und Wohlbefinden haben kann. Da kommen dann oft Ansagen wie: »Ein leerer Sack steht nicht, iss noch etwas« oder: »Ein Mann ohne Bauch ist kein richtiger Mann.« Allen »Ungläubigen« erzähle ich dann sehr gerne die Geschichte von Max, dem Kaninchen meiner Kinder. Max war etwa zwei Jahre alt, als er krank in seinem Käfig lag. Besorgt fuhr ich mit ihm zum Tierarzt. Nachdem dieser ihn auf Herz und Nieren geprüft und sogar eine Ultraschall-Untersuchung vorgenommen hatte, fragte mich der Tierarzt, was ich meinem Kaninchen denn so alles zu essen gebe. Meine Antwort lautete: »Karotten, Löwenzahn, Endiviensalat, Rucola, Äpfel, Heu und Kaninchenfutter – eine Mischung aus Getreide und Nüssen.« Der Tierarzt forschte noch einmal nach, wie viel ich ihm von dem Kaninchenfutter gebe und meine Antwort lautete: »Seine Schüssel machen wir jeden Tag voll.« Mein Tierarzt konnte sich ein Schmunzeln nicht verkneifen und meinte: »Hören Sie! Ihr Kaninchen verfettet innerlich, bitte geben Sie ihm nur ein- bis zweimal in der Woche einen Esslöffel dieses Kaninchenfutters, dann ist Max schnell wieder auf den Beinen.« »Au weh«, dachte ich, »unser Hase hatte das gleiche Wohlstandsproblem wie ich: die innere Verfettung.« Max begann sofort mit seiner individuellen Hasen-Ernährungsumstellung und schon nach wenigen Tagen sprang er wieder quietschfidel herum. Tja, was heißt das aber nun für uns Menschen? Kleine Tiere wie Mäuse und Kaninchen werden unter anderem deshalb für Forschungszwecke verwendet, weil sie eine kurze Lebensdauer haben und dementsprechend schnell auf z.B. nicht artgerechte Ernährung mit Befindlichkeitsstörungen und Erkrankungen reagieren. Bei uns Menschen mit einer doch hohen Lebenserwartung und der Fähigkeit unseres Körpers, die falsche Ernährung lange Zeit zu kompensieren, dauert es mitunter 20 bis 30 Jahre, bis wir die Folgen einer »falschen«, für uns nicht »artgerechten« Ernährung zu spüren bekommen. Dann möchten viele nicht daran glauben, dass sie mit einer individuellen Ernährungsumstellung wieder gesund werden können. Denn so lange ist es doch gut gegangen und auf einmal sollte an der Ernährungs- und Lebensweise etwas verkehrt sein?

Unser Stoffwechsel – oft träge ...

Haben Sie sich vielleicht schon öfters gefragt, was der Begriff »Stoffwechsel« eigentlich bedeutet? Was meint man damit? Die meisten Menschen gehen davon aus, dass es sich um unsere Verdauung handelt. Sie antworten dann auf die Frage, wie es ihrem Stoffwechsel geht: »Meinem Stoffwechsel geht es ausgezeichnet, ich gehe jeden Tag zur Toilette.«

Doch Stoffwechsel ist weit mehr als nur die Verdauung bzw. das »Endprodukt« im Klo. Richtig ist, dass wenn wir Nahrungsmittel zu uns nehmen, diese in ihre einzelnen Nähr- und Vitalstoffe aufgespalten und zu körpereigenen Bausteinen umgewandelt werden. Dies ist ein biochemisch komplexer, von der Natur perfekt ausgeklügelter und definitiv langer Weg. Unser Stoffwechsel beginnt im Mund, setzt sich im Magen und Darm fort. Vom Darm aus gelangen alle bis dahin zerkleinerten und angereicherten Nähr- und Vitalstoffe in unsere Blutbahn und werden dort zur Leber transportiert. Die Leber, als »Herz« unseres Stoffwechsels auch Stoffwechsel-Fabrik genannt, ist dann die Hauptverantwortliche für die Produktion und Weiterleitung von körpereigenen Substanzen und die Versorgung aller unserer Körperzellen. Läuft alles rund und ohne Störungen, können Zellen mit Energie versorgt, neue Körperzellen, Hormone und Enzyme aufgebaut werden. Ergebnis: Wir verfügen über einen aktiven Stoffwechsel und das zeigt sich dadurch, dass wir uns aktiv, leistungsfähig und voller Tatendrang fühlen.

Vor Kurzem habe ich eine liebe Freundin getroffen, die eine wunderschöne Hündin hat. Einen Rhodesian Ridgeback – groß, schlank, dunkelbraunes, glänzendes Fell und vor Gesundheit strotzend. Wir haben uns dann über die Ernährung ihrer Hündin unterhalten und dass sie frisches, selbst zubereitetes Essen artgerecht für diese Rasse und rein gar nichts aus Dosen bekommt. Nach unserem Mittagessen waren wir noch eine Runde spazieren und das »Ergebnis« dieser gesunden und artgerechten Ernährung konnte sich sehen lassen. Wohlgeformt und somit kein Problem, um es mit dem »Sackerl fürs Gackerl« zu entsorgen. Könnten Sie auch Ihr »Gackerl« so einfach entsorgen? Denn das wäre bei uns Menschen das ideale »Endprodukt«, wenn wir uns artgerecht ernähren. Oder ist die Konsistenz doch eher weich, breiig oder gar durchfallartig? Vielleicht liefern Sie Ihr »Endprodukt« nur alle zwei oder gar vier Tage ab? Oder ruft Sie die Toilette drei- bis viermal täglich? Verdauungsbeschwerden sind nur einer von vielen Hinweisen, dass in unserem Körper etwas im Ungleichgewicht ist und diese Ursache sollte unbedingt von einem erfahrenen Darmspezialisten abgeklärt werden.

Regelmäßig kamen Menschen ein wenig geknickt zu mir und erzählten, dass etwas mit ihrem Stoffwechsel nicht stimmen kann. Bis sie dreißig waren, konnten sie essen, was sie wollten, und jetzt brauchen sie nur an einer Bäckerei vorbeizugehen und nehmen schon einen Kilo zu. Andere beklagten sich, dass sie ständig müde sind, sich nicht mehr so leistungsfähig und energiegeladen fühlen. Diese Aussagen hörte ich vor allem von Menschen in der Lebensmitte. Typisch für einen trägen Stoffwechsel, der sich dadurch auszeichnet, dass wir, auch wenn wir wenig oder weniger als früher essen, zunehmen. Beteiligt ist hier in der Regel eine beleidigte also überforderte Leber.

Was ist passiert?

Zur Lebensmitte bekommen wir häufig die Rechnung auf den Tisch geknallt, für unsere bisherige Ernährungs- und Lebensweise. Es gibt viele Ursachen, warum sich unser Stoffwechsel verändern oder verlangsamen kann. Ich für mich jedoch habe vier wesentliche Faktoren als Auslöser erkannt. Dazu gehören:

- Fehl-Ernährung
- Bewegungsmangel und damit verbundener Muskelabbau
- Hormone
- Stress

Wechselwampe oder Waage – wer ist schuld am trägen Stoffwechsel?

Die Lebensmitte wird häufig als die beste Zeit unseres Lebens bezeichnet. Wir haben aus unseren Fehlern gelernt und können jetzt alles besser machen. Frauen ab vierzig sollen eine umwerfende Ausstrahlung haben, ihrer selbst bewusst sein, wissen, was sie wollen, und es sich auch holen. Sie kennen ihre Bedürfnisse und genießen ihr Leben in vollen Zügen. Männer sind wie der Wein und schmecken immer besser und vollmundiger ...

Ist dem wirklich so? Fühlen wir uns so gut, rundum wohl und unwiderstehlich? Oder plagen uns doch eher Gedanken wie: »Ist das jetzt die sogenannte Wechselwampe?« »Wieso wandert die Zahl auf der Waage unaufhaltsam nach oben, obwohl ich zweimal die Woche walken gehe und genauso esse, wie ich es die letzten 40 Jahre getan habe?« oder »Bin ich einfach nur vergesslich oder sind es die ersten Vorboten von Demenz?«

Tatsächlich ist die Lebensmitte eine herausfordernde Zeit mit vielen Veränderungen. Ob körperlich, beruflich, familiär – ich denke, die meisten von uns können davon ein Lied singen. Es ist der Anpfiff der zweiten Halbzeit, dies ist uns bewusst und wir blicken zurück auf das, was war, und machen uns unweigerlich Gedanken, wie es weitergehen wird. Die Zeit lässt sich zwar nicht zurückdrehen, unserem Schicksal hilflos ausgeliefert sind wir jedoch auch nicht. Sehen Sie sich in Ihrer Umgebung um. Bestimmt kennen Sie auch Menschen wie Bert, der Ihnen erklärt, er hätte einfach keine Zeit, sich eine gesunde Mahlzeit vorzubereiten, bei den Terminen, die er täglich zu absolvieren hat. Natürlich würde er gerne ins Fitnessstudio gehen, wenn er denn die Zeit hätte. Auf der anderen Seite kennen Sie sicher Menschen wie Teresa, die einen Fulltime-Job hat, zwei halbwüchsige Kinder versorgt und trotzdem die Zeit findet, ihre Yoga-Stunden einzuhalten.

Für *weniger Leibesmitte in der Lebensmitte* heißt es daher nicht nur lesen, denken, reden sondern *tun*! Wissen ist Macht. Wissen wir, warum unser Stoffwechsel aus dem Gleichgewicht geraten ist, ist es wesentlich einfacher, etwas zu verändern. Deshalb sehen wir uns jetzt genauer an, welche Faktoren darauf Einfluss nehmen, ob wir in unserer zweiten Halbzeit nur noch mit halber Kraft und Übergewicht durchs Leben schippern oder voller Kraft, Energie und Tatendrang die Segel hissen.

Fehl-Ernährung

Kochen Sie selbst? Wenn ja, kochen Sie zumindest einmal täglich frisch? Wenn dem so ist, dann haben Sie gute Voraussetzungen geschaffen, um sich mit naturbelassenen und frischen Lebensmitteln zu versorgen. Sie wissen somit genau, was in Ihrem Essen steckt, und wenn Sie mit Liebe kochen, ist dies schon die halbe Miete für die Grundversorgung Ihres Körpers und Ihres Wohlbefindens.

Viele Menschen antworten auf die Frage, ob Sie selbst kochen, dass sie leider nicht die Möglichkeit bzw. Zeit haben, um sich eine frische Mahlzeit zuzubereiten. Im Umkehrschluss bedeutet dies jedoch, dass sie ausschließlich darauf angewiesen sind und darauf vertrauen, was und wie jemand anderer für sie kocht und ob dieser hochwertige oder minderwertige Lebensmittel verwendet. Fakt ist: Wir leben im Überfluss. Kaum eine Straße, in der wir kein Restaurant, keinen Supermarkt oder Bäcker finden. Doch trotz der vielen Angebote und Möglichkeiten, an Essen zu kommen, ohne sich an den Herd zu stellen, leiden die meisten Menschen an einem Mangel. Es mangelt ihnen nicht an Nährstoffen wie Eiweiß, Fett und Kohlenhydraten, sondern an Vitalstoffen. An Vitaminen, Mineralstoffen, Spurenelementen, sekundären Pflanzenstoffen und an Ballaststoffen. Denn sehr häufig bekommen wir Essen vorgesetzt, welches von minderer Qualität ist, stark oder lange erhitzt wurde, angereichert mit Geschmacksverstärkern und anderen künstlichen Zusätzen. Denken Sie nur z.B. an Kantinen oder große Buffets. Dort werden vorwiegend haltbar gemachte und zum Teil vorgegarte und mit Zusatzstoffen angereicherte Nahrungsmittel verwendet. Die fertigen Gerichte werden dann noch lange warmgehalten, was für Vitamine das Todesurteil bedeutet. Ich war einmal in Ibiza auf Urlaub und wollte mir eine Eierspeise frisch zubereiten lassen. Der Koch hatte die Eimasse in einem Krug beim Herd stehen und als ich kam, war diese aufgebraucht. Er drehte sich um und nahm aus einem Schrank ein Tetra-Pak, welche die pasteurisierte und mit Konservierungsstoffen versetzte Eimasse enthielt. Auf frische, verschlagene Bio-Eier musste ich bis nach meinem Urlaub warten.

Unsere Ernährung ist geprägt von raffinierten, also von der Industrie veränderten, ballaststoffarmen Getreideprodukten. Ich nenne sie die *schlechten* Kohlenhydrate, auch wie schon erwähnt als *isolierte* Kohlenhydrate bezeichnet, wie Weißmehl, weiße Nudeln, geschälter Reis, Brot, Kuchen, ebenso Zucker, Süßigkeiten, Fertigprodukte, Alkohol und gezuckerte Getränke. Dabei haben wir Menschen uns vor etwa 10.000 Jahren vorwiegend von Beeren, Pflanzen, Fleisch und Fisch ernährt. Erst ab diesem Zeitpunkt begannen wir mit dem Ackerbau, und Getreide bekam einen wesentlichen Stellenwert in unserer Ernährung. Laut Wissenschaftern haben wir uns genetisch an die moderne und schnelle Lebensweise nicht angepasst. Auch der Verzehr von Getreide soll sich belastend auswirken. Von Glutenunverträglichkeit (Gluten ist in unseren klassischen Getreidesorten wie Weizen, Dinkel, Roggen, Gerste, Hafer, Grünkern, Emmer und Einkorn) hören wir immer mehr, und das zeigt uns, dass wir umdenken müssen und vor allem unsere Ernährungsgewohnheiten überprüfen sollten. Die mit Liebe und frischen Zutaten gekochten Gerichte, wie wir sie von unserer Mutter oder Oma kennen, sind oft nur noch schöne Erinnerungen. So fehlernährt dürfen wir uns nicht wundern, wenn uns immer wieder die Puste ausgeht, wir dick werden und unser Akku leer ist.

Bewegungsmangel und damit verbundener Muskelabbau

Ich lenke gerne einmal von uns Frauen ab und wage einen Blick auf unsere »besseren« Hälften – unsere Männer. Können Sie sich noch erinnern, in welchem Alter Ihr Mann seine durchtrainierte Mitte, umgangssprachlich seinen Waschbrettbauch, gegen einen Bierbauch eingetauscht hat? So genau wissen Sie es nicht? Ob Frau oder Mann, schon zwischen 30 und 35 Jahren beginnt unser Körper physiologisch – leider ein natürlicher Vorgang – mehr Muskeln abals wieder aufzubauen. Ohne Training überwiegt dabei mit den Jahren der Abbau. Muskeln benötigen wir aber, um aufgenommene Kohlenhydrate zu verbrennen. Fehlt nun Muskelmasse, verbrauchen wir weniger Energie und überschüssige Kohlenhydrate werden in unserem Körper zu Fett umgewandelt. Das ist ein schleichender Vorgang, der sich auf der Waage erst spät bemerkbar macht, da Muskeln schwerer sind als Fett. So kommt es, dass lange Zeit auf der Waage die alte Kilo-Zahl angezeigt wird, da wir anstelle von wertvoller Muskelmasse jetzt mehr Fett im Körper haben.

Diese Veränderung hat besonders mit zu wenig körperlicher Aktivität, also Bewegungsmangel zu tun. Dem normalen Abbauprozess können wir aber durch regelmäßiges und gezieltes Krafttraining entgegenwirken. Sie denken jetzt sicher an intensives Hantel- und Gerätetraining im Fitnessstudio, Gewichte stemmen bis zur Erschöpfung. Gar nicht nötig! Sportarten wie Pilates, Yoga, Power Plate, Aqua Gymnastik, Tanzen und Gymnastik mit Theraband sind optimal geeignet, um die Tiefenmuskulatur aufzubauen und zu erhalten. Das ist ein extrem wichtiges Thema, wenn Sie unter Rückenschmerzen leiden. Ich kenne einige Menschen, die allein mit kontinuierlichen Übungen ihre Rückenprobleme in den Griff bekommen haben, ganz ohne Medikamente und kostspielige Therapien. Wichtig dabei ist, regelmäßige Bewegung, welche Sie auch verändern sollten, um aus der Komfortzone zu kommen. Wenn Sie jahrelang zweimal die Woche eine halbe Stunde walken, gewöhnt sich der Körper daran und es kommt zu keinen weiteren Fortschritten und vor allem dem physiologischen Muskelabbau entkommen Sie damit nicht. Also ruhig heraus aus der Komfortzone und etwas Neues ausprobieren und sich immer wieder selbst herausfordern! Auf diese Weise wird der Körper angeregt, Substanz in Form von neuen Muskelzellen aufzubauen.

»Ein bisschen Spaß muss sein«, singt Roberto Blanco und ich stimme ihm zu, vor allem, wenn es um Sport geht. Denn wenn die Bewegung keinen Spaß macht, werden Sie kaum dranbleiben. Also wählen Sie eine Sportart, die Ihnen Spaß macht. Bevorzugen Sie zu Beginn die »Light-Version«, damit meine ich, dass Sie sanft beginnen, um sich am Anfang nicht zu überfordern. Wenn Sie sich vornehmen wandern zu gehen, beginnen Sie mit einem ausgedehnten Spaziergang im nahe gelegenen Park und den Viertausender nehmen Sie sich erst vor, wenn Sie eine gewisse Grundkondition aufgebaut haben. Ich bin sicher, Sie wissen, was ich meine.

Ich spreche aus eigener Erfahrung. Immer wieder wollte ich alles verändern und Bäume ausreißen. Fit wie ein Turnschuh wollte ich sein. Wild sportlich bin ich dann fünfmal die Woche ins Fitnessstudio gegangen und habe einen Kurs nach dem anderen belegt, um nach zwei Wochen wieder gar keinen Sport zu machen. Mittlerweile kenne ich mich und weiß jetzt, was mir wirklich guttut. Aktuell gehe ich mit einer lieben Freundin ein- bis zweimal die Woche 1 ½ Stunden walken und mache zweimal die Woche zu Hause Kraftübungen, die mir Peter – er ist Sportwissenschafter – gezeigt hat. Da mir, egal welchen Sport ich mache, nach etwa einem halben Jahr, in dem ich ihn regelmäßig ausgeübt habe, langweilig wird, wechsle ich die Sportarten und erhalte mir so den Spaß an der Bewegung.

Wenn Sie auch solche Anwandlungen bei sich beobachten, dann wissen Sie jetzt: Sie sind damit nicht allein. Sollten Sie zu der Spezies gehören, die sagt: »Mir macht überhaupt kein Sport Spaß«, dann bauen Sie doch einfach mehr Bewegung in den Alltag ein. Wie das funktioniert? Wenn Sie mit dem Auto unterwegs sind und Ihr Ziel kennen, einfach den erstbesten Parkplatz nehmen und zu Fuß zum Restaurant gehen. Sie sind öffentlich unterwegs? Dann machen Sie es sich zur Gewohnheit, rigoros die Treppe hochzulaufen und die Rolltreppe links liegen zu lassen – ohne Ausnahme – das mache ich auch so. Schaffen Sie sich einen Schrittzähler an, wenn Sie es schaffen, 10.000 Schritte pro Tag zu setzen, fühlen Sie sich bald vitaler und können auch so an Gewicht verlieren.

Halten Sie sich bitte fest vor Augen, dass wir ab der Lebensmitte besonders auf unsere Muskulatur achten sollten. Gelingt es uns, so viel Muskelmasse wie möglich zu erhalten, profitieren wir im Alter von mehr Kraft, Energie und Beweglichkeit. Gute Aussichten also! Ach ja und wenn Ihre Zeit für Sport knapp bemessen ist, dann geben Sie dem Kraftsport gegenüber dem Ausdauersport den Vorzug. So hat der physiologische Muskelabbau keine Chance.

Schlüsselhormon Insulin

Wir Menschen verfügen über ein wunderbares, aber auch sensibles Hormonsystem, welches relativ rasch aus dem Gleichgewicht geraten kann. Hormone können die Ursache sein, dass Ihr Körper Fett ansetzt, mit Stress nicht klarkommt oder dass Sie essen, wenn Sie eigentlich satt sind. Uns Frauen wird gerne nachgesagt, dass wir *die* hormonellen Wesen sind, die vor allem auch unter Hormonschwankungen leiden und dann deshalb angeblich zickiger oder launischer als Männer sind. Eines sei hier erwähnt: Männer leiden ebenso unter Hormonschwankungen. Sie wollen es oft nur nicht wahrhaben.

Ein Hormon, welches in unserem Körper eine Schlüsselrolle einnimmt und von unserer Ernährung stark beeinflusst wird, ist das Insulin. Es wird durch die Ernährung stimuliert und hat einen starken Einfluss darauf, ob wir über einen eher aufbauenden, Energie gewinnenden Stoffwechsel oder aber über einen eher Energie verbrauchenden und somit abbauenden Stoffwechsel verfügen. Einfacher ausgedrückt: ob wir vor lauter Energie und Lebensfreude Bäume ausreißen können oder eher müde, kraftlos und heißhungrig sind. Lassen Sie uns nun einen Blick auf dieses wichtige Hormon werfen.

Insulin wird in der Bauchspeicheldrüse gebildet und immer dann ausgeschüttet, wenn wir Kohlenhydrate zu uns nehmen.

Unsere Verdauungsenzyme sorgen dafür, dass Kohlenhydrate (dazu gehören unter anderem jedes Getreide und daraus verarbeitete Produkte, Zucker und alle Zuckerarten, Gemüse, Hülsenfrüchte, Obst und Milchprodukte), die wir mit unserer Nahrung aufnehmen, in ihre Einzelbestandteile gespalten werden. Wenn wir also eine Scheibe Brot essen, wird dieses von unseren Verdauungsenzymen zerlegt und aufgeschlüsselt, damit wir alle Inhaltsstoffe nützen können. Die enthaltenen Kohlenhydrate in Form von Stärke werden zu Zucker abgebaut, welcher in unserem Blut landet und als Glukose, also Traubenzucker bezeichnet wird. Die Aufgabe von Insulin ist es nun, die Glukose zur Energiegewinnung in unsere Zellen zu bringen. Glukose, der Zucker, den wir nicht verbrennen, wird über die Leber in Fett umgewandelt und in die Fettdepots gebracht. Achtung! Ein Übermaß an Zucker lässt uns von innen verfetten. Deshalb bringt es Ihnen wenig, wenn Sie sich bei erhöhten Blutfettwerten (Cholesterin, Triglyzeride) ausschließlich cholesterin- und fettarm ernähren, aber weiterhin Zucker und Weißmehlprodukte essen!

Denken Sie an meine Fettleber und machen Sie sich bewusst, dass zu viel aufgenommene Glukose – hier spielt auch Alkohol eine »gewichtige Rolle« – in unserem Körper in Neutralfette, die sogenannten Triglyzeride umgewandelt werden und so unseren Fettstoffwechsel stören. Dass Insulin unseren Blutzucker senkt, ist eine sehr wichtige Aufgabe in unserem Körper. Der Schlüsselreiz, damit unsere Bauchspeicheldrüse Insulin ausschüttet, ist unser Blutzuckerspiegel. Für unseren Stoffwechsel und unser Wohlbefinden bedeutet es einen großen Unterschied, ob unser Blutzucker langsam steigt oder schnell. Denn bei einem langsamen Anstieg kommt es zu einer mäßigen Insulin-Ausschüttung. Steigt unser Blutzucker schnell, kommt es zu einer stark erhöhten Insulin-Ausschüttung.

Wie sich unser Blutzucker verhält, hängt davon ab, welche Lebens- bzw. Nahrungsmittel wir zu uns nehmen. Wie erwähnt, ist unsere heutige, moderne Ernährung geprägt von raffinierten, also von der Industrie veränderten, ballaststoffarmen Getreideprodukten wie Zucker, Weißmehl, Produkte aus Weißmehl (zB. Nudeln, Brot, Knödel, Kuchen), geschältem Reis, Kartoffeln, Fertigprodukten, Fastfood, Süßigkeiten, Alkohol und gezuckerten Getränken. Diese – Sie ahnen es schon – führen zu einem raschen Anstieg unseres Blutzuckers, zu einer heftigen Insulin-Ausschüttung und lassen uns ständig hungrig sein. Kohlenhydrate werden aus diesem Grund nach ihrer glykämischen Last eingeteilt. Diese zeigt an, wie viel Insulin für die Verarbeitung benötigt wird. Je höher die Insulin-Ausschüttung, desto höher die glykämische Last. Das setzt unseren Körper unter Stress, und wie man sich dabei fühlt, möchte ich Ihnen gerne aus eigener Erfahrung schildern.

Ein klassischer Ernährungstag zu Kölner Zeiten hat bei mir so ausgesehen: zum Frühstück zwei Semmeln oder Kornspitz mit Butter, Käse, Schinken und Marmelade, eine Schale Kaffee mit Milch und Zucker. Vormittags ging ich einkaufen und war guter Dinge, nachmittags etwas Gesundes zu essen – zB. Joghurt mit Obst. Daher ging ich stark und erhobenen Hauptes an der Bäckerei mit all den süßen Leckereien vorbei. Mittags, wenn es ans Kochen ging, spürte ich schon ein leichtes Unbehagen, Heißhunger, manchmal auch ein leichtes Zittern. Zu Mittag gab es dann zB. Spaghetti Carbonara oder Faschierten Braten mit Kartoffelpüree. Maximal zwei Stunden nach dem Mittagessen überkam mich eine bleierne Müdigkeit und ich konnte kaum meine Augen offen halten. Meine guten Vorsätze, am Nachmittag etwas Gesundes zu essen, schwammen davon wie eine Flaschenpost auf der Donau. Ich machte mich auf den Weg zum Bä-

cker um die Ecke. Mein Lieblingssüßes war deren Rosinen-
striezel. Leider war dieser oft nachmittags ausverkauft und
ich nahm mir eine Alternative, die mir bei Weitem nicht so
gut geschmeckt hat. So saß ich fast täglich bei meinem Kuchen und Kaffee und katapultierte auf diese Weise meinen
Blutzuckerspiegel wie beim Frühstück und Mittagessen wieder in ungeahnte Höhen. Kurzfristig ging es mir dann auch
wieder besser. Nichtwissend, dass ich mich im Teufelskreislauf eines extrem schwankenden Blutzuckerspiegels befand.
Am Abend gab es erneut ein deftiges Menü – klassische ös-
terreichische Küche – und zur Krönung vor dem Fernseher
noch Schokolade. Am Sofa vor dem Fernseher und mit vol-
lem Bauch habe ich es gerade einmal bis zur ersten Werbe-
einschaltung geschafft. Während dieser schlief ich selig ein.

Mein Tag glich einer Blutzucker-Hochschaubahn, wie
sie ihresgleichen im Wiener Prater noch heute gesucht wird.
Vielleicht schmunzeln Sie und erkennen sich in dieser Schil-
derung ein Stück weit wieder. Wohlgemerkt: Wenn es ausnahmsweise solche Tage gibt, werden wir keinen Schaden
daran nehmen. Doch bei vielen von uns ist mein Beispiel
Gewohnheit, wenngleich sie davon lange nichts spüren, weil
unser Körper lange Zeit kompensiert und immer versucht,
Schadensbegrenzung zu betreiben. Gelingt es ihm nicht
mehr, was häufig nach vielen Jahren bei solch einer Ernährungsweise der Fall ist, dann kann es, wie Mediziner es nennen, zur Insulin-Resistenz unserer Körperzellen kommen.

Gefährlich: Insulin-Resistenz

Die Insulin-Resistenz ist das Ergebnis eines dauerhaft zu
hohen Blutzuckers. Um sich vor einer Überzuckerung zu
schützen, lassen unsere Zellen das Insulin samt Glucose nur
noch eingeschränkt passieren. Dies bedeutet unter anderem,

dass der aufgenommene Zucker im Körper nicht mehr optimal verarbeitet wird, der Blutzucker wird weniger schnell gesenkt, die Sättigungssignale wirken nicht mehr ausreichend und unsere Muskelzellen werden nicht optimal mit Nähr- und Vitalstoffen versorgt. In unserer Blutbahn fließt dann zu viel Zucker und unsere Bauchspeicheldrüse schüttet verzweifelt immer mehr Insulin aus, um doch noch irgendwie den Zucker in unsere Zellen zu bekommen. Was in dieser Phase aber nicht mehr funktioniert. Nachdem unsere Bauchspeicheldrüse über einen langen Zeitraum Höchstleistungen erbracht hat, lässt ihre Kraft nach. Dies führt zunächst zu einem relativen Insulin-Mangel, da sie nicht mehr in der Lage ist, dem Bedarf entsprechend genug Insulin auszuschütten.

Hält dieser Zustand an, kann die Bauchspeicheldrüse komplett erschöpfen, was einer Endstation gleicht und Diabetes mellitus Typ 2 genannt wird. Dieser ist auch als Altersdiabetes oder Zuckerkrankheit bekannt und leider in unserer Wohlstandsgesellschaft weit verbreitet.

Doch schon bevor dieser dramatische Zustand erreicht wird, hat die Insulin-Resistenz weitreichende Auswirkungen auf unseren Stoffwechsel, unser gesamtes Hormonsystem und in der Folge natürlich auf unser Wohlbefinden. Voraussetzung dafür ist die häufige Ausschüttung von Insulin über einen regelmäßigen Zeitraum in einem unnatürlichen Maß. So beeinflusst bzw. stört das Hormon Insulin wiederum die Funktion anderer wichtiger Hormone in unserem Körper. Dazu gehören unter anderem unsere Schilddrüsenhormone, Stresshormone, Wachstumshormone, Schlaf- und Geschlechtshormone. Ich möchte Ihnen nun einen kurzen Einblick geben, welche Auswirkungen die Insulin-Resistenz in unserem Organismus haben kann.

Welche Auswirkungen die Insulin-Resistenz hat

Schilddrüsen-Unterfunktion

Die Schilddrüse steuert unseren gesamten Stoffwechsel und hat einen starken Einfluss auf unseren Energie-Umsatz. Eine gesunde, aktive Schilddrüse versorgt uns mit Hormonen für unser seelisches und körperliches Wohlbefinden und trägt dazu bei, dass wir unser Wohlfühlgewicht erhalten.

Eine mögliche Auswirkung der Insulin-Resistenz kann die Schilddrüsen-Unterfunktion sein, mit der Folge, dass zu wenige Schilddrüsenhormone produziert werden. Denn in die insulinresistenten Zellen gelangen nur noch erschwert wichtige, die Schilddrüse ankurbelnde Vitalstoffe wie Jod, Kupfer, Zink, Selen, Magnesium und Kalzium. Dieser Mangel führt langfristig zu einem trägen Stoffwechsel, also Stoffwechsel auf Sparflamme. Das bedeutet, dass Sie wenig essen, aber trotzdem zunehmen. Weitere Anzeichen für eine Schilddrüsen-Unterfunktion können z.B. sein: Müdigkeit, Antriebsschwäche, Konzentrationsschwierigkeiten, stetige Gewichtszunahme, Haarausfall und Wechseljahrbeschwerden. Falls Sie solche Beschwerden bei sich feststellen, lassen Sie sich von einem Schilddrüsenspezialisten untersuchen!

Störung der Fettverbrennung

Führen Sie sich bitte vor Augen: Wann immer Ihr Blutzuckerspiegel erhöht ist – und das ist er schon, wenn Sie Ihre geliebte Marmeladesemmel gegessen haben –, kommt es zu einer vermehrten Insulin-Ausschüttung.

Bekanntlich gibt es im Leben immer zwei Seiten und in diesem Fall existiert ein Gegenspieler zum Insulin. Es ist ebenfalls ein Hormon und heißt Glukagon. Dieses wird gerne als »Schlankheitshormon« bezeichnet und es kann seine Wirkung nicht entfalten, solange sich Insulin in unserem Blut befindet. Die vorrangigen Aufgaben von Glukagon, das ebenfalls von unserer Bauchspeicheldrüse produziert wird, ist es, Glykogen (Glukosereserven in Leber und Muskelzellen) in Glukose umzuwandeln, um den Blutzucker-Spiegel zu heben oder zu stabilisieren. Es mobilisiert Fett aus unseren Depots (Bauch, Hüfte, Po) und wandelt es in Glukose um. Seine Aufgabe ist es, dafür zu sorgen, dass wir Energie zur Verfügung haben, wenn wir sie gerade brauchen, auch wenn wir nichts gegessen haben.

Im Umkehrschluss bedeutet es: Wenn viel Insulin im Blut herumschwirrt, wird die Fettverbrennung dadurch blockiert, Glukagon kann nicht aktiviert werden und wir können nicht abnehmen. Dies geschieht schon, wenn wir kleine Mengen vom »Falschen« essen. Denn die oft gut gemeinte Empfehlung »FDH = Friss die Hälfte«, wenn Menschen sich bei Freunden über ihr Übergewicht beklagen, führt unter diesen Umständen eben nicht zum Erfolg.

Dazu kommt, dass man sich mit wenig vom »Falschen« essen langsam, aber stetig einen Vitalstoffmangel aufbaut. Hier trifft die Aussage zu, wenn es heißt, dicke Menschen haben nicht zu viel, sondern zu wenig, denn es fehlt ihnen an wertvollen, stoffwechselaktivierenden Vitalstoffen.

Dazu fällt mir ein gutes Beispiel ein, denn ein lieber Freund von mir galt in seinem Büro als »Häferl«. Wer diesen Wiener Ausdruck nicht kennt, es beschreibt einen aufbrausenden Menschen, jemanden, der schnell die Geduld verliert und unter Umständen laut wird. Mein Freund war so einer – bis er seine Ernährung nach meinen Tipps umstellte, dabei 20 Kilo verlor und seine Vitalstoffdepots auffüllte. Er berichtete mir dann ganz stolz, dass er viel belastbarer sei und er einfach viel besser drauf war als vor dieser Veränderung. Seine schlechte Laune, die ihn früher oft begleitet hatte, war wie weggeblasen. Im Büro wurde er von seinen Kolleginnen und Kollegen wiederholt darauf angesprochen, was mit ihm los sei, er hätte sich so verändert. Immer gut gelaunt und für einen Spaß zu haben. Er war wie ausgewechselt und für mich ein wirklich gutes Beispiel, wie sehr doch Körper, Mentales und unsere Seele davon profitieren, wenn wir auf uns achten und uns Gutes tun. Das Rezept: eine gesunde, vitalstoffreiche Ernährung und regelmäßig Sport. Dann profitieren wir von optimal ernährten und versorgten Zellen, einem ausbalancierten Hormonsystem und unser Stoffwechsel läuft auf Hochtouren.

Viele Menschen denken, es reicht, um ein paar Kilo abzunehmen, wenn sie ins Fitnessstudio gehen und regelmäßig trainieren. Bei ihrer Ernährung wollen sie nichts verändern. Bei manchen klappt es tatsächlich. Doch viele, und die Bestätigung bekomme ich immer wieder, verzweifeln, weil sie kein bisschen abnehmen, obwohl sie schweißtreibende Übungen machen und beim Training bis an ihre Grenzen gehen. Viele kommen dann zu der Erkenntnis, dass die Ernährung beim Abnehmen doch eine extrem wichtige Rolle spielt. Wenn sie dann ihre Ernährung umstellen – mit dem Erfolg eines konstanten Blutzucker-Spiegels und essensfreien Zeiten, in welchen das Schlankhormon Glukagon wirken kann –, purzeln auf einmal die Kilo. Sie profitieren und erfreuen sich dann an einer effektiven Fettverbrennung.

Meine Tochter, sie ist 22 Jahre alt, hat mir einmal erklärt, warum die Ernährung für unser Wohlbefinden und unser Wohlfühlgewicht so eine wichtige Rolle spielt. Sie sagte: »Mama, weißt du, Sport machen wir meistens nur zwei- oder dreimal in der Woche, aber wir essen mindestens dreimal am Tag und in einer Woche sind es dann 21 Mahlzeiten. Man kann also beim Essen viel öfter etwas falsch oder umgekehrt auch richtig machen.« Ich konnte nur nicken und ihr mit einem Lächeln zustimmen. Ein wirklich anschauliches Beispiel.

Vitalstoffmangel

Insulin hat nicht nur die Aufgabe, unseren Blutzucker zu senken, sondern ist auch dafür verantwortlich, dass Vitamine und Mineralstoffe in unsere Zellen gelangen, wie zum Beispiel Vitamin C.

Wenn also unsere Zellen insulinresistent sind, bedeutet es, dass nicht nur die Glukose unvollständig aufgenommen wird, sondern auch Vitamin C außen vor bleibt. Das kann unser Immunsystem schwächen und der gut gemeinte Rat, bei einem Infekt Orangensaft wegen des enthaltenen Vitamin C zu trinken, ist gut gemeint, jedoch nicht hilfreich. Orangensaft liefert zusätzlich viele Kohlenhydrate und das lockt wiederum Insulin. Also besser zu Vitamin-C-haltigem Gemüse und Obst greifen wie zB. Petersilie, Paprika, Brokkoli, Kohl, Sauerkraut, Papaya, Kiwi und Beeren.

Ähnlich verhält es sich mit Magnesium und Natrium. Magnesium wird bei insulinresistenten Zellen vermehrt von unserem Körper ausgeschieden und Natrium wird im Zellzwischenraum gespeichert. Dies kann zu Wasseransammlungen und in der weiteren Folge zu einem erhöhten Blutdruck führen. Zur Wiederholung, denn ich denke, um sich Dinge einzuprägen, ist es von Vorteil, sie öfter zu hören: Jeder raffinierte Zucker benötigt zur Verstoffwechselung in unserem Körper B-Vitamine und Mineralstoffe. Liefern wir sie ihm nicht ausreichend über die Nahrung, greift er auf seine Depots zurück. Viel Zuckeraufnahme bedeutet also wenig Aufnahme von Vitaminen und Mineralstoffen und damit einen Vitalstoffmangel. Eine einfache Gleichung!

An dieser Stelle möchte ich den Stellenwert von Kohlenhydraten für unsere Ernährung aus meiner Sicht festhalten. Wenn ich bei einem Essen darum gebeten habe, statt des weißen Reises mehr Zucchini zu bekommen, bekam ich des Öfteren zu hören, es wäre gar nicht gesund, die Sättigungsbeilagen und somit Kohlenhydrate wegzulassen. »Unser Körper braucht Zucker«, hörte ich dann. Dieser Aussage kann ich uneingeschränkt zustimmen, jedoch möchte ich Folgendes erklären: Unsere Nährstoffe, dazu gehören Eiweiß, Fett und Kohlenhydrate, unterliegen einer Zuordnung danach, ob sie essentiell (lebensnotwendig) oder nicht essentiell (nicht lebensnotwendig) sind. Essentiell bedeutet, dass unser Organismus diese Stoffe nicht selbst aufbauen kann. Nicht essentiell bedeutet, unser Körper ist in der Lage, diese Nährstoffe aus anderen Substanzen, welche wir ihm zuführen, selbst aufzubauen.

Vielleicht wissen Sie schon, worauf ich hinaus will, denn es gibt essentielle Aminosäuren, die kleinen Bausteine von Eiweiß und essentielle Fettsäuren, die kleinen Bausteine von Fett. Es gibt jedoch keine essentiellen Kohlenhydrate. Und warum? Weil unser Körper Fett und Eiweiß in Glukose umwandeln kann. Folglich ist es nicht notwendig, unserem Körper viele Kohlenhydrate zuzuführen. Wirklich auf Glukose als Energielieferant angewiesen sind nur unser Gehirn, unsere Nerven und unsere roten Blutkörperchen, und dieser Bedarf kann leicht gedeckt werden.

An diesem Punkt kommen nun unsere Fettreserven ins Spiel, denn genau diese wollen wir ja loswerden und das funktioniert nun mal am einfachsten, wenn wir uns nicht ständig mit den Sättigungsbeilagen mästen. Hochleistungssportler sind hier natürlich ausgenommen, durch den erhöhten Bedarf dürfen diese in der Regel wesentlich mehr essen. Vielen Menschen ist auch nicht bewusst, dass ausreichend Kohlenhydrate in Gemüse, Obst, Hülsenfrüchten und Milchprodukten enthalten sind. Gemüse ist der beste und schlankste Kohlenhydratlieferant, den wir haben. Der Vorteil dieser Lebensmittel ist, wie ich schon anfangs erwähnt habe, dass sie zugleich viele wertvolle Vital-, Ballast- und sekundäre Pflanzenstoffe liefern. Also nehmen Sie ruhig eine ordentliche Portion Gemüse auf den Teller und lassen Sie dafür öfter mal die Sättigungsbeilagen weg! Dies gilt vor allem für Menschen mit Gewichtsproblemen, die wenig

Unser Stoffwechsel – oft träge …

Sport machen. Dann klappt es auch mit der Fettverbrennung und um Ihre Vitalstoffversorgung müssen Sie sich auch keine Gedanken mehr machen.

Wachstumshormon Somatotropin

Ich war schon immer eine »Schläferin«, und »Nachtschwärmerin« ist ein Fremdwort für mich. Am liebsten liege ich zwischen 22:00 und 22:30 Uhr im Bett. Ich bin überzeugt, dass wir Menschen einem Bio-Rhythmus unterliegen und gut daran tun, uns danach zu richten. Warum wohl sehen wir abends nichts und benötigen künstliche Beleuchtung? Ganz einfach: Weil wir abends schlafen sollten. Anders als nachtaktive Tiere wie zB. der Luchs. Der hat obendrein noch den Vorteil, dass er am nächsten Morgen nicht um 6.00 Uhr raus und ins Büro fahren muss. Welche wichtigen Vorgänge in unserem Körper nachts, wenn wir schlafen, stattfinden, war mir allerdings lange nicht bewusst.

Die gesamte Regeneration unseres Körpers findet in der Nacht statt. Hauptverantwortlich dafür ist unter anderem das Wachstumshormon Somatotropin. Bei einer vorhandenen Insulin-Resistenz der Zellen kommt es aber zu einer Störung in der Funktion dieses Hormons. Somatotropin ist ein Gegenspieler von Insulin und veranlasst unseren Körper, Zellen zu regenerieren, Muskeln aufzubauen, und jetzt kommt das Allerbeste: in der Nacht Fett zu verbrennen.

Schlank im Schlaf! Diese Formel haben Sie sicher schon gehört und sie hat auch ihre Berechtigung. Wichtig, um in der Nacht optimal zu regenerieren und vom Jungbrunnen-Hormon Somatotropin zu profitieren, ist es – vielleicht ahnen Sie es schon – abends vor dem Schlafengehen das *Richtige* zu essen und zu trinken. Nehmen Sie so wenig wie möglich von den »schlechten« Kohlenhydraten zu sich, die Ihren Blutzucker zum Himalaya schicken. Zur Erinnerung, das sind Kartoffeln, vor allem in Form von Bratkartoffeln, Püree, Pommes Frites oder Chips, Weißmehl in jeglicher Form, geschälter Reis, Knödel, Brot, weiße Nudeln, Süßspeisen, gezuckerte Getränke, Fastfood und Alkohol. Damit unser Wachstumshormon optimal seine Aufgaben erfüllen kann, benötigt es Eiweiß bzw. die kleinsten Bausteine darin, die sogenannten Aminosäuren, und einen stabilen Blutzuckerspiegel. Probieren Sie es doch einfach mal aus und essen Sie abends etwa drei Stunden, bevor Sie schlafen gehen, eine große Portion Gemüse, welches Sie mögen und dazu Eiweiß. Das kann sein: ein kleines Stück mageres Fleisch, Geflügel, Fisch, Eier, Hülsenfrüchte, Käse, Nüsse oder Tofu. Trinken Sie statt dem Glas Wein oder Bier einen besonderen Kräutertee. Ja, ich weiß, jetzt kommt ein »um Gottes willen, jetzt will die auch noch, dass ich statt Wein Tee trinke. Alles, was recht ist. Das geht ja gar nicht«. Doch darum geht es nicht. Ich möchte Ihnen bestimmt nicht Ihr Glas Wein madig machen, vor allem wenn Sie es zu besonderen Anlässen mit Genuss trinken. Bei vielen von uns ist es nur leider zur Gewohnheit geworden, jeden Abend Alkohol zu trinken. Zur Beruhigung, Belohnung, Entspannung, um Stress abzubauen. Die Motive sind vielfältig. Ich möchte Sie gerne motivieren, Ihre täglichen Gewohnheiten daraufhin zu prüfen, ob sie Ihnen denn wirklich so gut tun, wie Sie meinen, oder ob diese eventuell dazu beitragen, dass Ihr Schlaf nicht wirklich erholsam ist und Sie vielleicht deshalb morgens so schwer aus dem Bett kommen. Denn Sie wissen jetzt: viel Zucker im Blut und die Regeneration und Fettverbrennung stagnieren. Alkohol zählt, wie Sie bereits wissen, zu den »schlechten« Kohlenhydraten und lässt Ihren Blutzucker stark ansteigen. Auch die Leber hat noch ein Wörtchen mitzureden, denn unser zentrales Entgiftungsorgan misst dem Abbau von Alkohol (für unsere Leber ist Alkohol Gift) oberste Priorität zu und vernachlässigt dadurch andere wichtige Stoffwechselaufgaben.

Unser Stoffwechsel – oft träge …

Schwören Sie auf die Wirkung eines Verdauungsschnapses? Dann habe ich eine schlechte Nachricht für Sie, denn Alkohol hemmt unsere Verdauungsenzyme und verlangsamt damit die Verdauung. Das angenehme Gefühl im Magen, nachdem Sie einen Schnaps getrunken haben, ist einzig das Resultat einer nur kurzen Mehrdurchblutung unseres Magens. That's it! Ich selbst trinke selten Alkohol. Weil er mir einfach nicht besonders schmeckt. Ich habe es dadurch einfach – zum Glück, denn meine Leber dankt es mir, nachdem sie eh eine beleidigte Leberwurst ist. Trotzdem oder gerade deshalb habe ich einen persönlichen Tipp für Sie, wie Sie einen Versuch starten könnten, Ihr Entspannungsachtel oder -viertel gegen eine erholsame schlaffördernde Alternative auszutauschen. Ich liebe zB. den Bambus-Pomelo Tee von TeeGschwender, welcher meinen Süßhunger dimmt. Den bereite ich schon morgens vor und stelle ihn in den Kühlschrank. Abends, vor allem wenn ich Gäste habe, kommt er in ein schönes Prosecco- oder Weinglas und ich verfeinere ihn mit Limettenspalten und Kräutern wie Zitronenmelisse oder Minze. So verlockend angeboten, fällt die Wahl auf ein alkoholfreies Getränk wesentlich leichter. Auch wenn Sie keine Gäste erwarten, regelmäßig solch oder natürlich gerne auch einen anderen Tee-Genossen können genauso wie das Glas Wein oder Bier zu einer liebgewonnenen Gewohnheit werden, vorausgesetzt Sie möchten etwas ändern und öffnen sich für diese Idee. Machen Sie doch ein paar Abende den Selbstversuch Gemüse, Eiweiß und kein Alkohol und berichten Sie mir gerne, wie Sie geschlafen und Sie sich am nächsten Morgen gefühlt haben.

In diesem Zusammenhang habe ich für Sie noch zwei amüsante Tee-Geschichten auf Lager. In meinem Freundeskreis bin ich als »Tee-Tante« bekannt. So bekannt, dass ein Freund von mir am Silvestertag auf Facebook posten musste: »Bitte, liebe Frau Müllner (mein Mädchenname), ausnahmsweise heute keinen Tee trinken.« Meine Antwort war:

»Versprechen kann ich es nicht, aber ich gebe mein Bestes.«
Wie es kommen musste – wir starteten unsere Feier schon
nachmittags. Im Lokal »Zum Schwarzen Kameel« ist mir
eine Tasse Kräutertee geradezu »hineingerannt«. Ich schwö-
re Ihnen, ich konnte wirklich nichts dafür! Als wir später
das Lokal wechselten, bin ich auf ein Gläschen Sekt umge-
stiegen. Im Gesicht meiner lieben Freunde konnte ich ein zu-
friedenes Lächeln erkennen. Die zweite Tee-Geschichte er-
eignete sich an einem Abend mit meinen Freundinnen. Als
ich etwas verspätet im Restaurant ankam, saßen meine lieben Damen allesamt gut gelaunt vor ihren Aperol-Spritzern.
Sie konnten sich vor Lachen kaum halten, als ich meine Be-
stellung aufgab: »Ich hätte gerne einen Kamillentee.« Ich
konnte mich nur ein wenig mit der Erklärung retten, dass
vor etwa 25 Jahren, als ich in Turin gewohnt hatte, die itali-
enischen Spielerfrauen nach einem üppigen Abendessen zur
Verdauungsförderung Kamillentee tranken und das hatte ich
mir abgeschaut. Da meine Mädels nicht auf den Mund gefallen waren, zitiere ich eine What's-App-Nachricht, die ich vor
unserem darauffolgenden Treffen erhielt: »Liebe Lisi, wir
haben extra nachgefragt im Restaurant: Kamillentee ist leider aus, aber es gibt Prosecco-Tee, Campari-Tee, Hugo-Tee
und vieles mehr!« Sie sehen schon: als Anti-Alkoholikerin
kann man für jede Menge Spaß sorgen.

Was ich Ihnen gerade in Kurzform zum Alkohol erzählt
habe, soll nicht dazu führen, Ihnen den Spaß an Ihrem Glas
Wein zu verderben. Ich selbst bin ein extremer Genuss-
mensch, vor allem beim Essen. Was ich möchte und was ich
selbst übe, ist: Es nicht als selbstverständlich anzusehen,
dass wir ständig Nahrung zur Verfügung haben. Deshalb
versuche ich so oft wie möglich, mein Bewusstsein zu schärfen und frage mich, wenn ich esse: »Was machen diese Lebensmittel mit mir und meinen Zellen? Wenn ich dieses oder
jenes esse, mache ich mich und meine Zellen damit glück-

lich? Tanzen meine Zellen Samba oder dümpeln sie traurig vor sich hin? Fühle ich mich danach angenehm satt, gestärkt und voller Energie?« Aus eigener Erfahrung kenne ich den Unterschied und die Auswirkungen auf mein Wohlbefinden auf das, *was* ich esse und trinke. Genussmittel wie Alkohol, Kaffee, Schwarztee nähren uns nicht und sind deshalb auch nicht lebensnotwendig. Zum Einsatz kommen sie vor allem dann, wenn wir uns beruhigen oder anregen möchten.

Was hat das jetzt alles mit Ihrem täglichen Glas Wein zu tun? Lassen Sie uns gemeinsam wieder den Weg zu wahrem Genuss finden, der initiiert wird aus dem wirklich schönen Gefühl heraus, etwas zu tun, was uns Freude bereitet, und nicht aus einem Gefühl entstammt, mit dem wir zB. Stress oder Ärger bekämpfen wollen. Dafür gibt es viele andere Möglichkeiten, die keine negativen Nebenwirkungen auf unseren Stoffwechsel haben. Sie können tanzen, singen, lesen, Musik hören, spazieren gehen, Sport treiben und vieles mehr und bringen so Ihre Zellen zum Schwingen.

Also genießen Sie weiterhin ganz bewusst Ihr Gläschen Wein, Prosecco oder Bier in besonderen Momenten und nicht aus Gewohnheit. Die Abende, an denen Sie Ihre Kohlenhydratzufuhr beim Essen reduzieren und das Glas Wein gegen einen Kräutertee eintauschen, steuern einer Insulin-Resistenz entgegen, das fröhliche Wachstumshormon Somatotropin tritt in Aktion, Sie schlafen besser, regenerieren und altern dadurch langsamer.

Es ist schon beeindruckend, wie sensibel unser Organismus und insbesondere unsere Hormone auf äußere Einflüsse reagieren und meine Erfahrungen sind: Wenn unser Stoffwechsel nicht mehr rund läuft, hat das immer auch mit unserem Hormonsystem zu tun.

Eines unserer größten Probleme in unserer heutigen, modernen, schnelllebigen Welt ist ... Trommelwirbel ... *Stress*.

Hilfe! Stress!

Modern, schnell, hektisch – »artgerecht«?
Viele Menschen sind Tierliebhaber. Gut so! Wir sorgen uns um unsere Haustiere, achten darauf, dass sie das richtige = gesunde Futter bekommen, dass sie sich ausreichend bewegen, gehen mit ihnen zum Tierarzt. Mit einem Satz: Wir versuchen die Möglichkeit zu schaffen, dass unser Tier so artgerecht wie möglich leben kann. Doch wie sieht es bei uns Menschen aus? Achtet jemand darauf, dass wir – jeder Einzelne von uns – artgerecht leben? Hat die Natur es vorgesehen, dass uns der Wecker im Dunkeln, während wir gerade im erholsamen Tiefschlaf sind, aus dem Bett klingelt? Dass wir eine Stunde später im Auto sitzen, vielleicht noch im Stau Richtung Arbeitsplatz? Im Büro sitzen bei künstlicher Beleuchtung vor einem flimmernden Gerät namens Computer? Ist es von der Natur vorgesehen, dass wir mittags gerade einmal 30 Minuten Zeit haben, um uns ein belegtes Brötchen vom Bäcker zu holen? Dieses soll uns Kraft und Energie für den restlichen Arbeitstag geben? Die restlichen Arbeitsstunden werden noch absolviert. Danach wird noch eingekauft, die Kinder abgeholt, nach Hause gefahren, gekocht ...

Dies war noch eine sanfte Beschreibung für die Aufgaben und Pflichten, die viele von uns haben. Vielleicht finden Sie sich in dieser Beschreibung wieder und erkennen gerade, dass Sie im sogenannten »Hamsterrad« gefangen sind. Zu gut kennen viele diesen Zustand und leben im Glauben, dass dieser heutzutage doch normal ist und treiben sich ständig an mit den Worten: »Komm, du schaffst das«, »Sei nicht so zimperlich, andere haben noch mehr zu tun« und mit ähnlichen Druck- und Antreibersätzen. Dass wir zunehmen und uns in unserem Körper nicht mehr wohlfühlen, daran ist nicht allein die falsche Ernährung und Bewegungsman-

Unser Stoffwechsel – oft träge ...

gel schuld. Vor allem Dauerstress hat einen starken Einfluss auf unseren Energiestoffwechsel, unser Hormonsystem und folglich auf unser Wohlbefinden. Viele Menschen trennen immer noch Geist und Körper und sind der Meinung, dass seelische Belastungen oder ein stressiger Alltag keine körperlichen Beschwerden oder Krankheiten verursachen können. Gut, dass heute viele wissenschaftliche Studien das Gegenteil beweisen. Viele von uns mussten leider schon die Auswirkungen von lang andauernden seelischen Belastungen und Dauerstress am eigenen Leib erfahren.

Dass es verschiedene Arten von Stress gibt, ist Ihnen sicher bekannt. Grob unterscheiden wir positiven und negativen Stress. Positiver Stress kann uns nichts anhaben. Er entsteht dann, wenn wir zwar richtig viel zu tun, aber dabei wirklich Spaß haben. Begleitet wird dieser positive Stress von einer starken Motivation und einer gesteigerten Leistungsfähigkeit. Der Zeitrahmen für die Umsetzung unseres Vorhabens ist ausreichend und wir empfinden dabei immer wieder Glücksgefühle. Positiver Stress ist zeitlich meist begrenzt und wird in der Regel von kurzen oder ausgedehnten Ruhephasen abgelöst, die es uns erlauben, uns körperlich wie psychisch wieder zu erholen.

Negativer Stress, also Stress, welcher uns sehr wohl körperlich schaden kann, rührt entweder aus einem traumatischen Erlebnis her oder wir sind ihm längerfristig ausgesetzt. Das kann beispielsweise eine unglückliche Beziehung sein, Dauerstress am Arbeitsplatz, weil unser Chef ständig an uns herumnörgelt, das Arbeitspensum überfordert, die Arbeit keine Freude macht, Schlafmangel, Probleme in der Familie, die Verantwortung als alleinerziehende Mutter oder Vater für Kinder oder für die Pflege eines hilfebedürftigen Menschen zuständig zu sein. Nicht selten enden Dauerstress-Faktoren für den Einzelnen im Burn-out.

In Stresssituationen wird sehr häufig nach etwas Essbarem gesucht und aus eigener Erfahrung weiß ich, wie schnell die Hand nach einem Keks greift und dieses so den direkten Weg in unseren Mund findet. Wir essen ja heute aus vielerlei Gründen und nicht nur, um unseren körperlichen Hunger, nein wesentlich häufiger um unseren seelischen Hunger zu stillen. In diesen Momenten hilft uns das Süße auch. Wir fühlen uns wesentlich wohler, beruhigter, wir entspannen uns. Das haben Sie sicher schon öfters an sich beobachten können. Bei dieser Strategie gibt es jedoch unerwünschte Nebeneffekte. Einer davon ist: Wir nehmen an Gewicht zu. Dass Stress-Essen ein Schutzmechanismus unseres Körpers ist, um sein Stress-System zu beruhigen, beschreibt der Hirnforscher, Endokrinologe und Diabetologe Achim Peters in seinen wunderbaren Büchern: »Mythos Übergewicht« und »Das egoistische Gehirn«.

Achim Peters meint: »Dicksein macht nicht krank, sondern schützt sogar vor Krankheit. Der wahre Grund für das Dickwerden ist Stress. Diäten sind sinnlos, gefährlich und nur ein milliardenschweres Geschäft.« Er zeigt auf, dass es kein Übergewicht gibt, sondern nur ein aus der individuellen Lebenssituation erwachsendes Gewicht, das exakt dem Energiebedarf des Gehirns entspricht. »Wenn Menschen sich unterdrückt, unverstanden, bedroht fühlen, reagiert das Gehirn mit einem Überlastungsschutz. Aber dieser ist energetisch kostspielig und verlangt: essen! Nur so kann der Gehirnstoffwechsel und das Stresshormon Cortisol, das uns auf Dauer krank macht, ausgeglichen werden. Dicken Menschen gelingt das leichter, Dünne sind gefährdeter«.

Der Hirnforscher beschreibt außerdem, dass es sich bei Stress nicht um eine, sondern um *die* Ursache für Gewichtszunahme handelt. Bis auf wenige klinische Ausnahmen. Wann immer er dicke Menschen, die zu ihm kommen, fragt, welche Last sie zu tragen hätten, so wissen diese sie meistens zu benennen oder ahnen zumindest, was sie drückt.

Unser Gehirn steuert also die Regelkreise Hunger, Appetit und Sättigung und bei Stress, welcher einen längeren

Unser Stoffwechsel – oft träge …

Zeitraum anhält, kann es daher zu einem Ungleichgewicht kommen.

Jenen schlanken Menschen, die Dicke als disziplinlos verurteilen, möchte ich vor allem das Buch »Mythos Übergewicht« ans Herz legen. Einfach, um mehr Verständnis aufzubringen und sich in andere besser hineinfühlen zu können. Diese Bücher sollen nicht als Freifahrtschein dafür verstanden werden, dass man einfach so weitermacht wie bisher. Sie sollen nur verdeutlichen, dass es ernst zu nehmende Ursachen gibt. Hier ist Stress die Ursache und leider versuchen viele Menschen, ihr Übergewicht mit einer Diät in den Griff zu bekommen. Sie erkennen nicht, dass sie zuerst die Stress auslösenden Faktoren beseitigen sollten, bevor sie versuchen ihre Ernährung zu verändern. Denn solange sie in einer belastenden Situation verharren, ist es für die meisten fast unmöglich, sich bewusst und gesund zu ernähren. Gestresst, übermüdet und unterzuckert lassen sich keine vernünftigen Entscheidungen treffen, nicht bei einer Ernährungsumstellung und auch sonst nicht im Leben.

Falls Sie glauben, sich wiederzuerkennen: Typische Anzeichen sind, dass Sie schon häufig abnehmen wollten und es Ihnen, egal welchen Ernährungsempfehlungen Sie gefolgt sind, nicht gelungen ist, diese langfristig in Ihren Ernährungsalltag einzubauen. Ausgenommen sind wirklich einseitige, stark kalorienreduzierte Diäten, welche langfristig nicht durchzuhalten sind, egal wie ausgeglichen Ihr Leben ist. Machen Sie sich die Mühe, die Ursachen, warum Sie nicht abnehmen, herauszufinden und Lösungen dafür zu finden. Es lohnt sich!

Eine einfache Lösung, auf die wir im Alltag aber immer wieder vergessen, ist es, dass Sie – wenn Sie schon die Zeit finden zu kochen – gleich einmal die doppelte Menge vorbereiten und diese dann portionsweise tiefkühlen. Dafür geeignet sind vor allem Eintöpfe, Suppen und Aufläufe. So können Sie es vermeiden, dass Sie an Tagen, an denen Sie sehr spät nach Hause kommen, etwas Ungesundes essen oder noch beim Chinesen ein Gericht bestellen, von dem Sie wissen, dass Sie anschließend Durchfall bekommen. Auch für hektische Bürotage eignet sich ein selbst gekochtes Tiefkühlgericht, indem man es morgens herausnimmt und mittags im Büro vorsichtig aufwärmt. Auch Cremesuppen, welche Sie im Rezeptteil finden, sind extrem schnell zubereitet und können in die Arbeit mitgenommen werden. Wenn Sie im Büro keine Möglichkeit haben, Ihre mitgebrachte Mahlzeit aufzuwärmen, dann tun Sie es zu Hause und geben Sie diese in ein Thermogefäß. Wenn Sie wirklich wollen, dann geht das. Probieren Sie es aus!

Sehen wir uns jetzt etwas genauer an, wie unser Körper unter Stress reagiert bzw. welche Stoffwechselvorgänge ablaufen, die uns nicht bewusst sind, jedoch schwerwiegende Auswirkungen auf unser Körpergewicht und unsere Vitalität haben können und einen trägen Stoffwechsel begünstigen.

Nebennieren – Produktionsstätte unserer Stresshormone

Dass wir zwei Nieren haben und diese unter anderem für unseren Wasserhaushalt zuständig sind, ist uns allen bekannt. Wenn es um die Nebennieren geht, ist dies nicht automatisch der Fall.

Die Nebennieren sind walnussgroße Hormondrüsen und sitzen auf unseren Nieren oben auf. Eine ihrer Aufgaben ist es, Stresshormone zu produzieren. Dazu gehören Adrenalin, Noradrenalin und Cortisol. Eine phänomenale Einrichtung, die uns Mutter Natur gegeben hat, um für kurze Stresssituationen gewappnet zu sein und sie unbeschadet zu überstehen. Lange ist es her, doch in der Steinzeit, als wir als Jäger und Sammler unterwegs waren, um uns unsere Nahrung zu besorgen, dienten uns diese Hormone als Werkzeug für den

Kampf gegen wilde Tiere oder aber um schnellstmöglich vor ihnen flüchten zu können. In solch einer Kampf- oder Fluchtsituation lief unser Stoffwechsel auf Hochtouren. Mithilfe dieser Stresshormone wurde Energie aus unseren Depots in Form von Glukose mobilisiert, der Blutdruck und damit die Blutversorgung unserer Muskulatur gesteigert, die Verdauung gedrosselt. So vorbereitet war es uns möglich, entweder das wilde Tier zu erlegen oder, wenn es uns doch ein wenig zu groß oder zu stark erschien, vor ihm zu flüchten.

Heute funktionieren wir immer noch wie damals. Auch unsere Stresshormone sind aktiv, nur heute sind wir unter Dauerstress. Dieses Nicht-abschalten-Können und immer auf Hochtouren zu laufen bedingt, dass wir ständig in Alarmbereitschaft sind und dauerhaft Stresshormone ausgeschüttet werden. Dies kann dazu führen, dass unsere Nebennieren müde werden, sich erschöpfen und nicht mehr in der Lage sind, ausreichend Hormone zu produzieren. Besonders betrifft dies Cortisol (Cortisol ist unser körpereigenes, aktives Cortison), welches eine entzündungshemmende Wirkung hat, uns vor den negativen Folgen von belastendem Stress schützt und auch der Regeneration dient.

Bei länger anhaltenden physischen, psychischen oder emotionalen Belastungen kann dies bis zur Erschöpfung der Nebennieren führen.

Überforderung der Nebennieren

Eine Nebennierenerschöpfung wird medizinisch als Nebennieren-Insuffizienz bezeichnet. Mögliche Anzeichen, ob man an einer Überforderung der Nebennieren leidet, sind zB. dass man nicht mehr so belastbar ist, sich nicht so gut konzentrieren kann, man ist ungeduldig, nicht mehr so tolerant, wie man sonst wäre. Betroffene neigen eher zu Blutzuckerschwankungen, was bedeutet, dass sie öfter unter Heißhunger leiden und deshalb immer wieder zu etwas Essbarem greifen. Häufig leiden sie unter Stimmungsschwankungen, sind ständig müde und antriebslos. Sie fühlen sich, als wäre der Akku immer nur halb voll, auch wenn sie gut geschlafen haben. Wenn sie morgens aus dem Bett klettern, fehlt ihnen die Motivation.

Als wäre das nicht schon genug, führt die Nebennieren-Unterfunktion dazu, dass sich der Kohlenhydrat-, Eiweiß- und Fettstoffwechsel verändert, und dabei wird besonders im Bauchraum Fett eingelagert. Viele, die nie Gewichts-probleme hatten, bemerken diese Veränderung vor allem in der Lebensmitte und beobachten, wie langsam, aber stetig ihr Bauch wächst. Unser Wasserhaushalt im Körper und in der Folge auch unser Mineralstoffhaushalt gerät aus dem Gleichgewicht.

Wann immer wir also gestresst sind, muss unser Körper für Gehirn (unter Stress benötigt unser Gehirn am meisten Energie von allen Organen), Muskulatur, Blutdruck und Herzschlag rasch Energie zur Verfügung stellen. Da der Fett-abbau ein langsamer Prozess ist, bedient sich unser Orga-nismus der Kohlenhydratspeicher in Leber und Muskulatur, um schnell Zucker zur Verfügung zu stellen. Da er Eiweiß in Zucker umwandeln kann, tut er dies auch bei andauern-den Stresssituationen, indem er Muskeleiweiß abbaut. Ja, Sie haben richtig gelesen, unter Dauerstress gehen unsere figur-freundlichen Fettverbrennungsöfen verloren.

Zum Opfer fallen diesem Vorgang besonders die Muskel-zellen unserer Rückenmuskulatur. Also, ab heute wundern Sie sich bitte nicht mehr, wenn es zwickt und zwackt im Rü-cken. Erforschen Sie die Ursachen und ergreifen Sie Maß-nahmen, solange es noch geht. Es ist höchste Zeit!

Wie die richtige Ernährung aussieht, um einem Mus-kelabbau vorzubeugen, beschreibe ich noch etwas später. Flankierende Maßnahmen sind Ruhe- und Regenerations-phasen in den Alltag einzubauen und das Trainieren unserer Tiefenmuskulatur. Dies gelingt uns am einfachsten ganz ohne Gewichtestemmen, sondern mit einfachen Körper-Übungen. Gute Hilfsmittel sind Theraband, Wackelpad und Gymnastikball. Tolle Übungen können Sie sich auch von einem ausgebildeten Trainer zeigen lassen oder Sie kaufen sich eine DVD und sogar im Internet werden Sie unter dem Begriff »Tiefenmuskulatur trainieren« schnell fündig.

Wenn Sie nun sagen: »Ich habe keine Zeit, um Übungen zu machen«, dann zählt diese Ausrede auch nicht mehr, denn dank Internet finden Sie dort 7-Minuten-Workouts, die es in sich haben.

Um Stress effektiv abzubauen, sind Ausdauersportarten ideal. Bewegung, die heute vielen von uns fehlt. Für mich das erste Mittel der Wahl. Eine ausgedehnte Lauf- oder Walkingrunde hilft uns, einen freien Kopf zu bekommen, und oft stellt sich eine angenehme Müdigkeit für einen erholsamen Schlaf ein. Außerdem gelingt es durch Ausdauersport, die von unseren Stresshormonen bereitgestellte Energie in Form von Zucker und freien Fettsäuren sinnvoll abzubauen. Aber auch Entspannungstechniken wie Yoga, Qi-Gong, Autogenes Training und Progressive Muskelentspannung nach Jacobson helfen effektiv, unseren Körper wieder in sein Gleichgewicht zu bringen und vor allem, dass sich unsere Nebennieren erholen können.

Typisch für Menschen mit geschwächten Nebennieren ist es auch, dass sie immer wieder Kaffee, Tee oder Cola trinken, um wach und leistungsfähig zu werden oder zu bleiben. Im Zusammenhang mit Stress und einer Überforderung der Nebennieren möchte ich erwähnen, dass Koffein uns unter Stress setzt, da es die Produktion von Adrenalin anregt. Unsere Leber bekommt das Signal, Blutzucker aus ihren Lagern zu holen und ins Blut abzugeben. Unsere Bauchspeicheldrüse steht dabei auch wieder habt Acht und schüttet Insulin aus. Dies führt zur Blutzuckersenkung und bei vielen von uns zu Heißhunger, meist auf Süßigkeiten. Auf das Thema Kaffee und Koffein gehe ich im Kapitel *Für die Stoffwechsel-Aktivierung am Morgen* noch etwas genauer ein.

Meine Erfahrungen haben mir gezeigt, dass ernährungs- oder stressbedingt häufige Blutzucker-Schwankungen von Kopfschmerzen oder Migräneattacken begleitet werden.

Letztendlich ist es jedoch unsere eigene Lebensführung, die uns in diesen Teufelskreislauf manövriert, und wir selbst sind dafür verantwortlich, das Bewusstsein dafür zu schärfen, was nicht rund läuft, und Maßnahmen zu setzen, damit es uns wieder gut geht. Ich spreche aus eigener Erfahrung, da ich selbst schwierige Zeiten durchgemacht habe und lange Zeit mit extrem beleidigten Nebennieren herumgelaufen bin. Ich war der Meinung, alles selbst machen zu müssen. Egal, ob es meine Kinder, meinen Mann, unsere Haustiere, unser Haus, Reparaturen, Bank- und Behördenwege betraf – ganz selten habe ich um Hilfe gebeten oder nein gesagt, wenn man mich wieder einmal um einen Gefallen gebeten hat. Ich war in dem Glauben verwurzelt, dass alles zu meinen Aufgaben zählt und ich alles schaffen kann. Bis mir einfach alles zu viel wurde. Ich erinnere mich an ein Gespräch mit einer ganz lieben Freundin aus Köln, die irgendwann zu mir sagte: »Elisabeth, bitte stelle dir vor, du sitzt in einem Flugzeug, es kommt zu einem Druckverlust und die Sauerstoffmasken fallen vor dir herunter. Wie sinnvoll, glaubst du, ist es, wenn du versuchst, anderen die Sauerstoffmaske anzulegen, solange du nicht zuerst dir selbst hilfst, dir also zuerst selbst die Sauerstoffmaske anlegst?« Diese Aussage hat mir wirklich zu denken gegeben und hat unter anderem bewirkt, dass ich mich bewusst mit meinen Bedürfnissen befasste. Ich hörte auf, mich um alles und jeden zu kümmern. Ich habe begonnen, Aufgaben abzugeben und um Hilfe zu bitten. Den Einkauf habe ich früher allein nach Hause geschleppt, heute hilft mir mein erwachsener Sohn dabei. Wenn die Zeit zum Kochen zu knapp wurde, habe ich meine halbwüchsigen Kinder gebeten, sich selbst etwas zum Essen zuzubereiten.

Heute gelingt es mir immer mehr, auf mich und das, was ich möchte, aufzupassen und es auch einzufordern. Auch das Wort Nein findet öfters Platz in meinem Sprachgebrauch. Es ist gesunder Egoismus, der zum Beispiel dazu geführt hat, dass mein Sohn, mit seinen 25 Jahren, welcher früher umgangssprachlich gesagt »zwei linke Hände« hatte, ein super Koch geworden ist. Einfach nur, weil es nicht mehr selbstverständlich war, dass Mama zweimal am Tag kocht. Aus der »Not« heraus und vom Hunger getrieben, hat er sich dann einfach selbst an den Herd gestellt und gezaubert. Heute kommt es vor, dass er mich fragt, ob er etwas für mich mitkochen soll. Ich finde diese Fürsorge stets sehr schön und freue mich darüber.

Die Hilfe, die ich endlich annehmen konnte, hat zu einer spürbaren Entlastung geführt, sodass meine Nebennieren wieder freundlich reagieren und so gut sie können ihre Aufgaben erfüllen. Die besten Maßnahmen, um geschwächte Nebennieren zu stärken, sind: ausreichender Schlaf, regelmäßige vitalstoffreiche Mahlzeiten, sich von Energieräubern (Menschen, die Ihnen Ihre Kraft rauben) fernhalten, wenig bis keinen raffinierten Zucker, Weißmehl, Alkohol und Koffein zu sich nehmen. Scheuen Sie nicht den Weg zum Arzt, wenn Sie vermuten, dass Ihre Nebennieren geschwächt sein könnten.

Ich hoffe, ich konnte Ihnen mit meinen Ausführungen zu unserem Stoffwechsel deutlich machen, welche Umstände zu einem trägen Stoffwechsel führen können. Sie können verinnerlichen, dass »falsche« Ernährung, Bewegungsmangel und damit verbundener Muskelabbau, Hormone und Stress die Ursachen für einen Stoffwechsel auf Sparflamme und mangelnde Vitalität sind.

Essgenuss &
Lebensfreude

Jetzt nur ja keine Diät!

Diäten in der Zeitung, Diäten im Fernsehen, Diäten in Büchern, Diäten in aller Munde ... im wahrsten Sinne des Wortes. Es gibt kaum jemanden, der noch nicht eine Diät ausprobiert hätte. Sogar ich, obwohl ich nicht wirklich Gewichtsprobleme hatte – bei mir ging es vielleicht um zwei bis drei Kilo, die mich störten –, habe die eine oder andere Diät ausprobiert. Mit dem Erfolg, dass ich einmal mittags, im Sommer, in Köln als es heiß war, im Auto saß und mir schwindlig wurde. Ab diesem Zeitpunkt war für mich klar ... Hände weg von einseitigen Diäten.

Diäten gibt es wie Sand am Meer und dazu die Versprechung, im Schnelldurchlauf abzunehmen. Fotos in Hochglanz-Magazinen möchten uns glauben lassen, dass man mit 57 Jahren einen makellosen Körper haben und aussehen kann wie mit 20 Jahren. Da gibt es Aussagen wie z.B.: »Nehmen Sie mit der Diät XY in einer Woche 5 Kilo ab!« Ich gehe davon aus, dass Sie, wenn Sie so etwas in der Zeitung lesen, denken, es handle sich um fünf Kilo Fettverlust. Tja, und genau hier liegen der Knackpunkt und die Unrichtigkeit dieser Aussage. Sie müssen unterscheiden zwischen abnehmen und tatsächlich Fett verbrennen. Denn abnehmen können wir neben Fett und Wasser wie schon beschrieben auch

Muskelmasse. Wenn wir weniger essen, haben wir weniger Darminhalt, was sich ebenfalls auf der Waage bemerkbar macht. Der Physiker Martin Apolin hat sich damit in seinem Buch »Mach das!« genauer beschäftigt und errechnet, ob es möglich wäre, fünf Kilo Fett in einer Woche zu verlieren. Er ging dabei von einer Nulldiät aus, das heißt, dass besagte Person überhaupt keine Nahrung zu sich nimmt. Er merkte an, dass dies für unseren Körper natürlich die schlechteste und ungesündeste Art Gewicht zu verlieren ist, zur Berechnung jedoch einfacher. Das Ergebnis war, dass wir pro Tag maximal 333 g Gramm Fett abbauen können, wenn wir gar nichts essen. In einer Woche wären es dann somit circa zwei Kilo. Fünf Kilo Fett in einer Woche abzunehmen ist somit unmöglich. Deshalb: Wann immer Sie in einer Zeitschrift lesen, dass irgendein Prominenter fünf Kilo in einer Woche abgenommen hat, oder ein Bekannter Ihnen etwas Ähnliches erzählt, können Sie sich entspannt zurücklehnen und denken: Ha, aber der Großteil davon waren Wasser, Muskeln und Darminhalt und kein Fett.

Wenn Sie wirklich nachhaltig, ohne Jo-Jo-Effekt und ohne Ihrem Körper Schaden zuzufügen, abnehmen und somit Fett verbrennen wollen, dann funktioniert dies *nur* über die Änderung Ihrer Ernährungsgewohnheiten. Fettverbrennung ist ein langsamer Prozess, da unser Körper sich nur ungern von seinen Fettreserven für schlechte Zeiten trennt. Dahinter steckt ein uraltes genetisches Programm, das auch heute noch bei einer Diät aktiviert wird.

Vielleicht fragen Sie sich aber auch: »Wieso soll eine Diät denn so schlecht sein? Es ist doch prinzipiell gut, mal weniger zu essen, oder?« Ja, Sie haben schon recht! Wenn wir hin und wieder weniger essen oder auch mal einen Tag nichts essen, nehmen wir noch keinen wahrnehmbaren Schaden. Im Gegenteil, denn wenn wir einen Tag nichts essen, entlasten wir unser Verdauungssystem. Laut Wissenschaftern tickt unser Stoffwechsel immer noch wie zur Steinzeit. Dazumal gab es nicht täglich verfügbares Essen. Unsere Gene und somit unser Stoffwechsel sind darauf eingerichtet, Notzeiten durchzustehen, daher ist er darauf programmiert, für den Fall der Fälle Fett einzulagern.

Die meisten Diäten basieren auf dem Prinzip, nicht mehr als 1.000 Kalorien täglich zu sich zu nehmen. Unser Grundumsatz, das ist unser Energieverbrauch im Ruhezustand, liegt bei einer Frau zwischen 1.200 bis 1.500 Kalorien und bei einem Mann zwischen 1.600 und 2.200 Kalorien und hängt davon ab, wie viel Muskelmasse wir haben. Bei einer Diät, bei der Sie höchstens 1.000 Kalorien zu sich nehmen, bekommt Ihr Körper nicht einmal genügend Energie, um seine Grundfunktionen wie Herzschlag, Blutdruck, Wärmehaushalt etc. aufrechtzuerhalten. Nun wenden manche vielleicht ein: »Super, dann kann mein Körper sich ja die Fettpölsterchen an Hüften, Oberschenkel und Po vornehmen und ins ewige Nirwana schicken, damit ich endlich meine Traumfigur erreiche.« Schön, wenn es so einfach wäre, doch genetische Programme, die in unserem Körper am Werk sind, können wir nicht so einfach austricksen. Diäten dauern in der Regel nicht nur einen Tag. Ein bis vier Wochen sind es dann schon, in denen wir unserem Körper täglich nicht einmal die Energie zuführen, die er für seine Grundbedürfnisse benötigt. Das einzige Signal, welches er dann empfängt, ist: *Notzeit!* Um seine wertvoll angelegten Fettreserven zu schützen, nimmt sich unser Körper, wenn er schnell Energie braucht, das Eiweiß aus unserem Blut, bevorzugt aus unseren Muskeln. Deshalb Achtung! Bei fast jeder Diät, in der Sie mit weniger als 1.000 Kalorien auskommen sollen, bauen Sie wertvolle Muskelmasse ab. Und dass sind ja gerade die Fettverbrennungsöfen, die Sie brauchen, um Ihr Wohlfühlgewicht zu erreichen und um es dann auch langfristig zu erhalten. Ein kleines Bonmot dazu: Ein lieber Freund sagte einmal zu mir: »Lisi, ich nehme jetzt ab, und zwar gleich mit

drei Diäten!« Ich fragte ihn: »Wieso denn mit drei Diäten?«
Er: »Damit ich keinen Hunger habe!«

Wichtig ist zu wissen: Fettverbrennung ist ein langsamer
Prozess. Ein hoher Muskelanteil steht natürlich auch für Vitalität und höhere Leistungsfähigkeit. Um einen möglichen
Abbau der Muskelmasse beobachten zu können, gibt es eine
verlässliche Methode. Es ist die Bioelektrische Impedanz-
Analyse, ein Messverfahren, um die Körperzusammensetzung zu ermitteln. Bei dieser Messung erfahren Sie neben
dem Muskelanteil und dem Verhältnis zum Fettanteil auch,
wie es um Ihren Körper-Wasserhaushalt und Ihren Zellernährungszustand steht. Beim Zellernährungszustand erfahren Sie außerdem, ob Ihre Zellen prallen Weintrauben gleichen oder eher wie Rosinen aussehen. Das Ergebnis hängt
sehr davon ab, wie viel Bewegung Sie machen und wie aus-
gewogen Sie sich ernähren. Diese Messung wird von Ärzten,
Sportwissenschaftern und Ernährungsberatern angeboten.
Ich kann Ihnen diese Messung nur wärmstens empfehlen,
wenn Sie rechtzeitig einem Muskelabbau entgegensteuern
wollen oder für ein sportlich angestrebtes Ziel kontrollieren
möchten, ob Sie auf dem richtigen Weg sind.

Die meisten Menschen setzen eine stark kalorienreduzierte Diät um, und in den meisten Fällen gibt es sogar ra-
sche Erfolge, zumindest auf der Waage. Vielen ist aber eben
nicht bewusst, dass sie neben Fett auch Muskeln und Wasser
abgebaut haben. Das Gewicht auf der Waage ist dann zwar
ein »Erfolg« jedoch ein trügerischer, denn wenn die Diät be-
endet ist, kehren die meisten wieder zu ihrem Ausgangsge-
wicht vor der Diät zurück. Das aber auch noch mit einer
schlechteren Körperzusammensetzung, in Form von weniger Muskelmasse und mehr Fett. Die verlorenen Muskelzellen wieder aufzubauen, ist gar nicht so einfach und bedingt,
dass wir regelmäßig und gezielt trainieren. Doch wer macht
das schon, wenn er nicht einmal weiß, dass er Muskeln ab-

gebaut hat? Bekannt ist dieses Phänomen unter dem Begriff »Jo-Jo-Effekt«.

Wenn Ihnen das noch nicht reicht, um Ihre Finger von einer stark kalorienreduzierten Diät zu lassen, hänge ich gerne noch ein Argument an. Durch die länger andauernde einseitige Ernährung kann es zu einem Nährstoff- und Vitalstoffmangel sowie zu einer Übersäuerung kommen. Die Anzeichen eines Mangels sind nicht immer eindeutig und können sein: Müdigkeit, Konzentrationsschwäche, Antriebslosigkeit, schlechte Haut, brüchige oder weiche Fingernägel, Haarausfall und vieles mehr. Ein aktiver Stoffwechsel ist auf eine kontinuierliche Versorgung mit Eiweiß, Fett, Kohlenhydraten, Vitaminen, Mineralstoffen, Spurenelementen und Ballaststoffen angewiesen. Viele Nähr- und Vitalstoffe sind für uns essentiell, also lebensnotwendig, und sollten daher regelmäßig gegessen werden. Dazu gehören beispielsweise Omega-3-Fettsäuen und bekanntlich wird bei vielen Diäten gerade Fett vom Speiseplan gestrichen. Auch wenn ich mich wiederhole: Wenn Sie ernsthaft und auf gesunde Weise Ihr Wohlfühlgewicht erreichen wollen, schaffen Sie dies nur, wenn Sie Ihre Ernährungsgewohnheiten dauerhaft verändern und Ihrem Körper die Zeit geben, die er braucht, um langsam seine Fettdepots abzubauen. In diesem Zusammenhang hatte ich ein wirklich schönes Erlebnis. Eine liebe Bekannte, die nach vielen erfolglosen Diäten und Jo-Jo-Erfahrungen vor mir stand und fragte: »Meinst du, ich werde es in diesem Leben noch einmal schaffen, mein Wohlfühlgewicht zu erreichen und mich in meinem Körper rundum wohlfühlen?« Ich antwortete: »Ja, bestimmt!« »Wenn du bereit bist, langfristig zu denken und deine Ernährungsgewohnheiten veränderst, ohne zu leiden und zu hungern, dann schaffst du es bestimmt.« Sie war bereit. Sie legte den »Schalter« um, so wie Menschen, die von heute auf morgen mit dem Rauchen aufhören. Ich gab ihr alles an Informationen in die Hand, was ich über gesunde Ernährung wusste, und sie setzte die Anregungen um. Ihr großes Ziel war es, endlich wieder in ihre wunderschöne, figurbetonte rote Lederjacke zu passen. Was soll ich Ihnen sagen … Genau drei Monate, nachdem sie mit ihrer Ernährungsumstellung und ihrem Bewegungsprogramm begonnen hatte, läutete sie an meiner Tür. Ich öffnete und vor mir stand eine glückliche, lachende Frau mit einer roten Lederjacke. Ein wunderschöner Moment, von dem wir heute noch reden und den wir immer wieder genießen.

Alles nur Kopfsache?

Sie haben gelesen, dass es in Bezug auf Gewichtszunahme und unser körperliches Wohlbefinden nicht allein auf die Kalorienaufnahme und darauf, wie viel wir uns bewegen, ankommt, sondern dass auch *Dauerstress* eine wichtige Rolle einnimmt. Vor allem unser Gehirn und damit verbunden Hormone, welche für die Regulation von Hunger- und Sättigungssignalen verantwortlich sind, können regelrecht ausgeschalten werden. Nicht alle Menschen, die übergewichtig sind, essen stets das Falsche und zu viel. Natürlich liegt es nicht immer an extremem Stress, dass wir unregelmäßig, zu viel und das Falsche essen und den Sport vernachlässigen. Menschen essen aus den verschiedensten Gründen und nicht nur weil sie hungrig sind. Wir essen, weil es Spaß macht, es in Gesellschaft so gemütlich ist, um uns zu belohnen, zu trösten, aus Gewohnheit oder auch einfach, weil uns langweilig ist.

Hinzu kommt, dass es so vielen Menschen Schwierigkeiten macht, nein zu sagen. Und zwar nein zu anderen und ja zu sich selbst. Ich frage Sie: Wie oft hat man Ihnen ein Glas Wein, noch ein Stück Cremetorte oder noch einen Knödel angeboten und Sie waren nicht in der Lage, nein zu sagen?

Sie hatten sich vorgenommen, an diesem Abend keinen Alkohol zu trinken, nichts Süßes zu essen, weil Sie den Knopf Ihrer Lieblingsjeans nicht mehr zubekommen, aber nein zu sagen, um dann zu hören: »Sei doch nicht so langweilig, trink noch etwas« oder »Das bisschen Kuchen hat noch niemandem geschadet«, war für Sie in diesem Moment nicht möglich. Gut, Sie sind nicht allein! Ganz im Gegenteil, Sie sind in guter Gesellschaft der Ja-Sager, die niemande kränken oder beleidigen wollen.

Nur, wie ging es Ihnen, nachdem Sie den Wein getrunken, die Cremetorte und den Knödel gegessen haben? Hatten Sie dabei ein gutes Gefühl? Haben Sie die Extraeinheit Alkohol oder Süßes wirklich genossen? Falls ja, dann sprechen wir von zwei Paar Schuhen. Wenn die Antwort aber »Nein« lautet, dann weiß ich, dass es Ihnen so ergangen ist, wir mir schon oft. Ich musste mich erst wirklich kennenlernen und für mich meine Gewohnheiten analysieren, um dann etwas verändern zu können. Nur so war ich in der Lage, bewusst Entscheidungen zu treffen, ob ich selbst noch das Stück Kuchen genüsslich verschlingen wollte oder aber, ob ich die Gastgeberin nicht zurückweisen wollte. Heute gelingt es mir immer öfter zu *agieren* und nicht zu reagieren. Das bedeutet, ich entscheide mich bewusst oder ich lasse es sein. Früher habe ich mich gedankenlos aufs Buffet gestürzt und habe mit allem, was es zu bieten hatte, meinen Teller befüllt. Auf nur einem Teller hatte meine Auswahl meist keinen Platz, also musste ein zweiter her. Im Anschluss saß ich mit einem kugelrunden Bauch da, vollgegessen, konnte mich nicht mehr rühren und wollte so schnell wie möglich nach Hause ins Bett. Super, oder? Heute, und ich gebe zu, alte Gewohnheiten lassen sich nicht von einem Tag auf den anderen verändern, gelingt es mir, mich mit kleinen Schritten dem Buffet zu nähern. Zuerst halte ich wie eine Indianerin Ausschau, welche Leckereien es gibt, und dann treffe ich bewusst meine Auswahl. Danach genieße ich den Erfolg des Angenehm-satt-Seins und ich kann auch weiter gemütlich der Unterhaltung folgen und den Abend entspannt ausklingen lassen. Flüchten gehört nun der Vergangenheit an. Außerdem habe ich die Erfahrung gemacht, wie gut es sich anfühlt, wenn man gezielt Entscheidungen trifft. In diesem Fall eine Entscheidung für Lebensmittel, die mich nähren, aber nicht belasten. Auch die bewusste Entscheidung, die Treppe zu nehmen, anstatt den Aufzug, und zu wissen, dass ich dabei ein paar mehr Kalorien verbrauche, macht mir heute richtig Freude.

Wenn Sie vorhaben, etwas zu verändern, ob es Ihre Ernährungsgewohnheiten sind oder einen anderen Bereich betrifft, bereiten Sie sich gedanklich gut vor, denn dann fällt es Ihnen wesentlich leichter, die richtigen Entscheidungen zu treffen. Nehmen wir einmal an, Sie sind bisher jeden Tag in Ihre Lieblingsbäckerei gegangen und haben sich am Weg zur Arbeit einen Punschkrapfen mitgenommen. Ihr neuer Vorsatz lautet: »Ich esse vormittags nichts Süßes.« Glauben Sie, dass Sie so vorbereitet dem täglichen Punschkrapfen wirklich widerstehen können?« Ich glaube nicht, denn meine Erfahrung hat mir gezeigt: Wir brauchen einen gut durchdachten Plan und vor allem einen guten Ersatz, wenn wir schon auf etwas verzichten sollen. Deshalb könnte Ihr Vorsatz so lauten: »Anstatt täglich einen Punschkrapfen zu essen, werde ich Nüsse essen, welche ich wirklich gerne mag und dazu mein Lieblingsobst.« Sie werden sich zu Hause ein Jausenpaket mit Ihren *gesunden* Lebensmitteln schnüren und so vorbereitet fällt es Ihnen bestimmt leichter, an Ihrer Lieblingsbäckerei samt Punschkrapfen vorbeizuhuschen. In den hoffentlich seltenen Fällen, in denen Sie der Meinung sind, ohne Punschkrapfen macht der Tag keinen Sinn, gilt das Motto: *Sündigen erlaubt* und zwar mit Freude, Genuss und ohne schlechtes Gewissen, denn nur so macht »*sündigen*« wirklich Sinn. Stimmt es, oder habe ich recht?

Ein weiterer Stolperstein für gute Vorsätze ist: Ein Vorratsschrank gefüllt mit Naschereien, von denen Sie wissen, wenn Ihnen nur der Gedanke daran einschießt, können Sie wie ferngesteuert vom bequemen Sofa aufstehen, um so schnell wie möglich das Objekt der Begierde zu erreichen, es zu öffnen und es seiner wahren Bestimmung zuzuführen.

Wenn Sie sich wiedererkennen, dann hilft nur eine Entscheidung: nämlich die Naschereien im Supermarkt zu lassen. Natürlich benötigen Sie auch in dieser Situation einen Plan B, denn sonst machen Sie sich kurz vor Ladenschluss aus lauter Gusto doch noch schnell auf den Weg in den Supermarkt. Meine Empfehlung: Tauschen Sie die »Dickmacher« gegen Bitterschokolade mit einem Kakaoanteil von mindestens 70 Prozent ein. Sie werden sehen, Sie gewöhnen sich an den Geschmack, essen davon viel weniger und nach einiger Zeit wird Ihnen hoffentlich die Milchschokolade viel zu süß und fett vorkommen. So ging es zumindest mir, als ich diesen Tausch gemacht habe. Bereut habe ich es bis heute nicht. Einfach Bitterschokolade von verschiedenen Herstellern ausprobieren, bis Sie eine gefunden haben, die Ihnen schmeckt! Sollte Bitterschokolade gar keine Option für Sie sein, probieren Sie es mit Trockenfrüchten. Natürlich heißt es damit sehr sparsam zu sein, da Trockenfrüchte stark konzentrierten Fruchtzucker enthalten. Ein Rezept für selbstgemachte, kohlenhydratarme Kekse finden Sie unter: *»Für süße Naschkater und Naschkatzen«.* Meine Tochter, die sich die meiste Zeit bewusst gesund ernährt, habe ich einmal gefragt, wie sie es schafft, auf Süßigkeiten zu verzichten. Ihre Antwort kam wie aus der Pistole geschossen: »Mama, ich verzichte auf nichts. Es ist umgekehrt: Die Süßigkeiten müssen auf mich verzichten.« Das nenne ich mentale Stärke.

Sie sehen schon: *Ja!* Essen ist auch Kopfsache, vor allem dort, wo Nahrung immer verfügbar ist. Deshalb ist es so wichtig und berechtigt, sich über das, was wir essen, Gedanken zu machen.

Sie wissen ja nun, dass bestimmte Lebensmittel das Gleichgewicht in unserem Körper empfindlich stören können, und es dann mental wesentlich schwieriger wird, den Durchblick zu behalten. Deshalb ist der erste Schritt, bewusst die »richtigen« Lebensmittel zu wählen, so wichtig, denn dann können wir wesentlich besser selektieren und uns zum Beispiel am Wochenende auf den selbst und mit Liebe gebackenen Kuchen von Mama freuen, anstatt täglich wie Drogensüchtige in die Bäckerei zu stürmen.

Tipps zum Starten

Hier noch einige Tipps, wie Sie sich mental gut ausrichten können:

Tipp 1: Lassen Sie Ihre negativen Glaubenssätze los
Wie oft habe ich gehört: »Ich schaffe es sowieso nie!«, »Ich war schon als Kind dick!«, »Jetzt ist eh schon alles egal!«

Die meisten Glaubenssätze, die uns begleiten, stammen aus der Kindheit und haben rein gar nichts mit unserer heutigen Lebenssituation und mit uns zu tun. Die Erde dreht sich, alles verändert sich ständig und warum sollten wir uns nicht auch verändern? Sie können täglich neu starten. Beginnen Sie jeden Tag damit, dass Sie in den Spiegel sehen, lächeln und sich etwas Schönes sagen. Wie: »Ich schaffe alles, was ich mir vornehme!«, »Ich liebe mich genauso, wie ich jetzt vor dem Spiegel stehe!«, »Neugierig und voller Freude werde ich gleich mein Frühstück vorbereiten, welches mir viele Vitalstoffe und Energie liefert!« Je wertschätzender wir mit uns umgehen, umso mehr Wertschätzung wird uns von anderen entgegengebracht und umso leichter fällt es uns, Veränderungen herbeizuführen.

Tipp 2: Bringen Sie Ihre Wünsche auf Papier und haben Sie eine Vision
Definieren Sie, was Sie wirklich wollen, ganz konkret und schreiben Sie es auf. Seien Sie dabei realistisch und nehmen Sie sich nicht zu viel auf einmal vor. Vorschläge in unserem Fall in Bezug auf Ernährung, Gesundheit, Sport sind etwa: »Ich esse abends keine raffinierten Kohlenhydrate!«, »Vormittags statt Kuchen oder Kekse stelle ich mir einen Obstkorb und Nüsse auf meinen Schreibtisch und esse nur davon, wenn ich wirklich hungrig bin!«, »Ich gehe dienstags und donnerstags nach der Arbeit eine Stunde walken, auch wenn mir meine Freundin kurzfristig absagt!«

Das Wichtigste dabei ist, fangen Sie an, die Hauptrolle in Ihrem Leben zu spielen und setzen Sie Prioritäten. An dieser Stelle möchte ich vor allem Frauen ins Gewissen reden. Natürlich wieder aus eigener Erfahrung weiß ich, dass wir es allen und jedem rechtmachen möchten und wir dann oft selbst mit unseren Bedürfnissen auf der Strecke bleiben. Deshalb die eigenen Wünsche wahrnehmen und öfters *nein* sagen, für Ihr Wohlbefinden. Um eine Vision zu haben, bedarf es eines konkreten Zieles. Sie könnten sagen: »In drei Monaten passe ich wieder in mein Lieblingssommerkleid!« Dann visualisieren Sie dieses Ziel und sehen sich leibhaftig mit diesem wunderbaren Kleid vor Ihrem Kleiderschrank oder wie Sie beschwingt durch die Tür gehen. Dieses Bild und das dazugehörige Gefühl können Sie immer wieder herbeiholen, wenn Sie die begehrte Zimtschnecke aus dem Auslagenfenster anlacht.

Tipp 3: Werden Sie aktiv
Sie haben Ihre negativen Glaubenssätze in die Wüste geschickt, haben Ihr Ziel definiert und Ihre Vision vor Augen.

Jetzt heißt es aktiv zu werden! Stellen Sie sich die Frage: »Was brauche ich dazu?«

Wenn Sie Ihre Ernährungsgewohnheiten verändern wollen, brauchen Sie einen Essensplan, Rezepte und Kochutensilien. Ob Sie einem Buch vertrauen oder sich in die Hände einer Ernährungsberaterin oder eines Ernährungsberaters begeben, ist Ihre Entscheidung. Der Vorteil einer persönlichen Betreuung liegt mit Sicherheit darin, dass Sie immer wieder Feedback bekommen, unterstützt und motiviert werden. Sie haben sozusagen einen Sparringpartner und fühlen sich mit Ihrem Anliegen nicht alleingelassen.

Wenn der Plan geschmiedet und das »Werkzeug« vorhanden ist, dann legen Sie los. Kalkulieren Sie kleine Stolpersteine und Rückschläge ein und sagen Sie sich bitte nie, wenn Sie das Tortenstück nachmittags doch gegessen haben: »Jetzt ist es eh egal, dann esse ich abends auch gleich die Spaghetti Carbonara!« Das wäre der falsche Ansatz! Sagen Sie sich lieber: »*Sündigen erlaubt*, ich esse das Stück Kuchen mit Genuss und abends esse ich einen kleinen Salat mit gegrillten Hähnchenstreifen.« Und weiter geht es, wie ein Hund, welcher die Fährte aufgenommen hat und sie verfolgt, bis er am Ziel ist.

Tipp 4: Halten Sie durch

Verbeißen Sie sich wie ein Bullterrier in Ihr Ziel und lassen Sie nicht mehr los.

Am Anfang sind wir alle motiviert, wenn wir etwas Neues beginnen, doch gerade bei der Gewichtsreduktion kann es sein, dass sich nach anfänglichen Erfolgen nichts mehr tut. Sie machen sage und schreibe drei Wochen lang alles richtig und nehmen kein Gramm ab. Ich sage Ihnen, es ist ganz normal, dass Ihr Gewicht über längere Zeit stagniert, da unser Körper sein Überlebensprogramm einschaltet und einfach nichts von seinen Reserven für Notzeiten hergeben möchte. Machen Sie mit Ihrer Ernährungsumstellung beherzt weiter, so hat Ihr Körper keine andere Wahl und lässt langsam los.

Also, Sie werden sehen: Dranbleiben lohnt sich und macht glücklich. Verbannen Sie die Waage und schnüren Sie lieber Ihre Sportschuhe!

Und noch etwas: Umgeben Sie sich mit Menschen, die Sie bei Ihrem Vorhaben unterstützen.

Für ein gutes Bauchgefühl

Wussten Sie, dass wir Menschen Untermieter, die nichts zahlen, mit uns herumtragen? Ich spreche von Bakterien. Jeder von uns ist ein »Bakterienhaufen«, sage ich gerne, und wenn Sie jetzt das Desinfektionsmittel aus dem Bad holen möchten, tun Sie es nicht, denn diese Bakterien sind lebensnotwendig für uns. Bakterien können nicht ohne uns, wir aber auch nicht ohne sie. Deshalb ist es besser, Frieden zu schließen und zu erkennen, dass sie als unsere Freunde Gutes für uns tun.

Zwei Kilo Bakterien leben in und auf uns. Stellen Sie sich vor: ohne Bakterien wären Sie auf einen Schlag um zwei Kilo leichter. Aber wie gesagt, wir brauchen sie und sie sollen bleiben. Die meisten dieser wertvollen Helfer befinden sich im Darm. Eine gesunde Darmflora entscheidet darüber, ob wir ein starkes Immunsystem haben, ob alle Nähr- und Vitalstoffe in unseren Körper gelangen, ob schädliche Keime wie Viren, krankmachende Bakterien, Parasiten und Pilze direkt zum Ausgang befördert werden und so nicht in unseren Blutkreislauf gelangen und ob wir vor Nahrungsmittel-Unverträglichkeiten geschützt sind. Sie sind ständig dabei, uns etwas Gutes zu tun. Diese Super-Bakterien sind zum Beispiel in der Lage, alle B-Vitamine für starke Nerven selbst herzustellen und sie lassen aus der essentiellen Aminosäure Tryptophan das Glückshormon Serotonin und das Schlafhormon Melatonin entstehen – für gute Laune, guten Schlaf und eine schlanke Figur. Wenn Sie oft schlecht gelaunt sind oder unter Stimmungsschwankungen leiden, könnte es daran liegen, dass es Ihnen an Serotonin fehlt. Bananen, Papayas, Cashewnüsse, Amarant, Topfen und Fisch liefern das Gute-Laune-Hormon auf natürliche Art. Also ab heute: Wenn Sie etwas oder jemand schnell auf die Palme bringt, steigen Sie einfach herunter und genießen Sie eine Banane. Sie werden sehen, wie schnell Sie wieder gut drauf sind.

Was sich besonders schädlich auf unseren Darm auswirkt, sind: häufige Einnahme von Antibiotika, negativer Stress, extreme sportliche Aktivitäten, Schadstoffe in Lebensmittel, Fehlernährung und zu viel Alkohol. Auch das Haltbarmachen von Lebensmitteln und eine auf extreme Sauberkeit achtende Lebensweise tragen nicht dazu bei, dass sich diese wertvollen Gesellen in unserem Körper wohlfühlen. Abgesehen davon, dass wertvolle Bakterien zerstört werden, macht der Mangel derselben den Weg frei für Fäulnisbakterien und deren Abfallprodukte. Die Folge: Es kann in unserer Darmschleimhaut zu leichten oder wie Ärzte es nennen *stillen* Entzündungen kommen. Still deshalb, weil wir sie lange nicht bemerken. Die Auswirkungen, wenn diese stillen Entzündungen über einen längeren Zeitraum anhalten, können heftig sein. Sie können dazu führen, dass unsere Darmschleimhaut löchrig wird, dies nennt man in der Medizin Leaky-Gut-Syndrom. Unsere Darmschleimhaut ist dann durchlässig und lässt alles passieren, was in unserem Blutkreislauf sonst keinen Einlass bekäme. Größere Eiweißmoleküle von Lebensmitteln sowie Schadstoffe, welche normalerweise ausgeschieden werden, passieren ungehindert unsere Darmbarriere und setzen unser Immunsystem in Alarmbereitschaft. Dies kann der Anfang für Lebensmittel-Unverträglichkeiten und später für Allergien sein. Stellen Sie sich Ihren Darm wie ein Gemüsebeet vor. Wenn die Grundlage, und zwar ein

Boden mit nährstoffreichem Humus fehlt, wird es schwierig werden, erfolgreich Gemüse anzubauen. Ähnlich sieht es mit unserem Darm aus. Ohne gesunde Darmschleimhaut und Darmflora werden wir uns nicht wohlfühlen, nicht aktiv, leistungsfähig und gesund sein. Deshalb möchte ich Ihnen empfehlen, sehr aufmerksam zu sein und auf die Gesundheit Ihres Darms achtzugeben.

Wie wir uns ernähren, spielt beim Aufbau einer gesunden Darmflora eine entscheidende Rolle. Um Ihren Darm freundlich zu stimmen, sollten Sie sich basisch ernähren, das heißt vitalstoff-, ballaststoffreich und zuckerarm. Wenn Sie meinen Empfehlungen vom Kapitel *Licht am Ende des Ernährungstunnels* folgen, wird Ihr Darm gut auf Sie zu sprechen sein. Wenn Ihr Arzt oder Ihre Ärztin der Meinung ist, Ihr Darm sollte zusätzlich unterstützt werden, wird er oder sie Ihnen empfehlen, diese fleißigen Helfer in Form von Probiotika zu sich zu nehmen. Dies sind probiotische Bakterien, also die *Guten* in Pulverform und können in der Apotheke gekauft werden.

Vielleicht fragen Sie sich gerade: »Wenn ich täglich ein Joghurt esse, hat das nicht denselben Effekt?« Dazu möchte ich Ihnen Folgendes erklären: Wenn ein Joghurt seine Produktionsstätte verlässt, ist es tatsächlich reich an wertvollen probiotischen Bakterien. Das Problem ist nur: Die Lebensdauer dieser Bakterien ist begrenzt. Wenn wir das Joghurt kaufen, bei uns zu Hause im Kühlschrank lagern und einige Tage vergangen sind, bis wir es essen, kann es sein, dass nur noch wenige oder gar keine *guten* Bakterien mehr enthalten sind.

Wenn Sie über einen gesunden Darm verfügen, können milchsauer vergorene Nahrungsmittel wie Naturjoghurt, Kefir, vergorene Gemüsesäfte oder Sauerkraut einen wichtigen Beitrag leisten. Wenn Sie jedoch das Gefühl haben, Ihr Darm kränkelt, begeben Sie sich in die Hände eines erfahrenen Darmspezialisten.

Licht am Ende des Ernährungstunnels

Wie oft habe ich den Satz gehört: »Ich möchte mich ja gesund ernähren, doch dann muss ich ständig darüber nachdenken, was ich essen soll, das ist so anstrengend.« Aber denken wir nicht auch ohne Ernährungsempfehlungen zu beachten über das, was wir essen sollen, nach?

Wenn Sie vor einer Bäckerei stehen, denken Sie doch auch: »Soll ich lieber eine Topfengolatsche, ein Nusskipferl oder vielleicht doch die Schokoladentorte für heute Nachmittag mitnehmen?« Was macht es dann aus, darüber nachzudenken, ob wir nachmittags vielleicht statt Kaffee und Kuchen einmal ein Joghurt mit frischen Früchten nehmen?

Sie haben im ersten Teil meines Buches gelesen, welche Auswirkungen es auf unser Wohlbefinden und unser Gewicht haben kann, wenn wir denaturierte, von der Industrie veränderte Lebensmittel zu uns nehmen, uns zu wenig bewegen oder unter Dauerstress stehen.

Ihnen ist klar, dass wir hormonell gesteuerte Wesen, aber Gott sei Dank unseren Hormonen nicht ausgeliefert sind. Wir selbst sind in der Lage, mit der richtigen Ernährung, Bewegung und mentalen Einstellung unseren Hormonen zu zeigen, wo es langgeht. Fangen Sie an, zwischen Hunger und Appetit zu unterscheiden und treffen Sie bewusste Entscheidungen!

Ich beschreibe Ihnen nun die für mich wichtigsten Grundpfeiler einer figurfreundlichen und stoffwechselaktivierenden Ernährung für mehr Gesundheit, Vitalität und Leistungsfähigkeit, mit dem Ziel, tagsüber einen stabilen Blutzucker zu haben und unsere Zellen für Insulin wieder zu sensibilisieren.

Drei Mahlzeiten am Tag

Nehmen Sie sich Zeit zu essen und nützen Sie diesen Moment gleich auch, um sich zu entspannen. Essen Sie dreimal täglich und lassen Sie zwischen den Mahlzeiten vier bis sechs Stunden Abstand. Ihr Körper braucht diese Zeit, um die aufgenommenen Nährstoffe zu verarbeiten, neue Verdauungssäfte zu bilden, eventuell angesammelte Fettdepots zu verbrennen und für eine optimale Energiebereitstellung.

Sollten Sie zwischendurch starken Hunger verspüren, können Sie ein paar Nüsse und einen Apfel essen. Drei Stunden bevor Sie schlafen gehen, sollten Sie nichts mehr essen. Zu den Mahlzeiten trinken Sie am besten nichts, da durch die Flüssigkeit die Magensäure verdünnt und die Verdauungsleistung dadurch schwächer wird. Trinken sollten Sie ausreichend zwischen den Mahlzeiten, aber darauf gehe ich später noch ein. Gleich nach dem Aufstehen gönnen Sie sich am besten ein Glas warmes Wasser – verfeinert mit dem Saft einer halben Zitrone kurbelt es die Verdauung an und unterstützt die Leber bei ihren Entgiftungsaufgaben. Wenn Sie Wasser morgens nicht runterbringen, dann können Sie auch ungesüßten Ingwer- oder Kräutertee trinken.

Unsere Leber liebt übrigens Bitterstoffe, wenn Sie ihr noch etwas Gutes tun wollen, trinken Sie regelmäßig eine Tasse Löwenzahntee oder Leber-Gallen-Tee aus der Apotheke (ist allerdings sehr bitter) oder als Kur über einen Zeitraum von zwei bis drei Wochen täglich drei bis vier Tassen. Danach pausieren Sie einige Wochen. Unsere Lebensmittel

Licht am Ende des Ernährungstunnels

enthalten heute weniger Bitterstoffe, als es früher der Fall war, deshalb ist es wichtig, selbst ein bisschen nachzuhelfen.

Sollten Sie an Verdauungsproblemen leiden, egal ob Sie dazu neigen, Durchfall oder Verstopfung zu haben, dann geben Sie in dieses morgendliche Wasser einen Teelöffel Flohsamenschalen. Es sind natürliche, pflanzliche Ballaststoffe, die bei Verstopfung Ihrem Darm gut zusprechen, damit er aktiver wird. Bei Durchfall sind diese kleinen Helfer in der Lage, Wasser und überschüssiges Nahrungscholesterin sowie Schadstoffe, welche in unserem Körper nichts verloren haben, zu binden. Sie können so von unserem Körper auch nicht rückresorbiert werden und wir scheiden alles aus, was uns belasten könnte. Auch wenn Sie vorhaben, Ihre Ernährung umzustellen, vielleicht wollen Sie abnehmen, so sollten Sie an diese einfache Möglichkeit denken, denn Ihre Leber wird dann schneller entgiften. Das führt dazu, dass die Gallenflüssigkeit, welche von der Leber gebildet und in den Darm ausgeschüttet wird, mehr Giftstoffe enthält und diese können so ebenfalls an diese guten Ballaststoffe gebunden und entsorgt werden.

Frühstück – Startschuss für den Stoffwechsel

Beginnen Sie den Tag mit einem vollwertigen Frühstück. Es ist der Startschuss für eine effektive Stoffwechselaktivität. Nicht zu frühstücken, bedeutet Stoffwechsel auf Sparflamme. Sie müssen sich gerade beim Frühstück nicht so sehr um die Menge kümmern, essen Sie langsam und achten Sie auf Ihr Sättigungsgefühl.

Besonders warme Speisen geben uns ein gutes Körpergefühl. Das kann ein warmer Getreidebrei sein oder eine Eierspeise. Sie sorgen dafür, dass wir uns schon morgens Energie in Form von Wärme zuführen. Bei Getreidemischungen achten Sie bitte darauf, dass sie keinen Zucker enthalten und aus dem ganzen Korn bestehen.

Ich stelle Ihnen vier mögliche Varianten, wie ein optimales Frühstück zusammengestellt werden kann, vor.

Pikant

Nehmen Sie statt normalem Brot, welches häufig viele künstliche Zusatzstoffe enthält, Vollkorn-Knäckebrot. Ein gutes Vollkorn-Knäckebrot kommt mit wenigen Zutaten aus. Die meisten enthalten nur Vollkornmehl aus z.B. Roggen oder Dinkel und Meersalz und lassen sich von unserem Stoffwechsel leichter verarbeiten.

Wenn Sie auf normales Brot nicht verzichten wollen, achten Sie bitte auf gute Qualität und darauf, dass es mit Sauerteig gemacht wurde, dieser hilft dabei, es für uns verdauungsfreundlicher zu machen. Als Auflage bieten sich vegetarische Aufstriche, selbst gemacht oder gekauft, Putenschinken, Käse, Topfen mit Kräutern oder geräucherter Fisch an. Kombinieren Sie immer Rohkost dazu wie frische Gurkenscheiben, Paprika, Radieschen, Tomaten und Kräuter wie Schnittlauch, Frühlingszwiebeln, Petersilie oder Brunnenkresse. Wenn Sie möchten, können Sie zum Abschluss ein Stück Obst in der Größe von einem normal großen Apfel essen.

Oder Sie machen sich eine Eierspeise, ein Omelett, Spiegeleier oder gekochte Eier aus maximal zwei Eiern, mit Gemüse roh oder kurz angebraten. Wenn Sie möchten, eine Scheibe Vollkorn-Knäckebrot dazu und ein Stück Obst.

Zum Frühstück sind frisch gepresste Fruchtsäfte sehr beliebt. Ich empfehle Ihnen jedoch für den Fall, dass Sie abnehmen möchten, eine Zeit lang keine Fruchtsäfte zu trinken und stattdessen das Obst im Ganzen zu essen. Frage an Sie: »Wenn Ihnen jemand einen Korb Orangen anbietet, wie

Licht am Ende des Ernährungstunnels

viele davon würden Sie essen?« Ich gehe davon aus, dass die meisten von Ihnen sagen: »Eine ganze Orange würde mir reichen.« In einem Glas Orangensaft befindet sich jedoch der Saft von mindestens zwei bis drei Orangen und somit auch der gesamte Fruchtzucker. Die Ballaststoffe und sekundären Pflanzenstoffe landen beim Saft im Müll, essen wir jedoch die ganze Frucht, profitieren wir von diesen Vitalstoffen und nehmen weniger Fruchtzucker zu uns, was beim Abnehmen sehr hilfreich ist.

Süß

Beim süßen Frühstück greifen wir besonders gern zu Semmeln mit Butter, Marmelade oder Honig, Kipferl, Croissant, Milchstriezel oder Ähnliches. Ich erinnere mich noch daran, wie ich als Kind das Kipferl oder die Semmel in den Kakao oder den Kaffee getunkt habe. Sie auch? Leider liefert solch ein süßes Frühstück viel Energie, jedoch wenige bis keine Vital- und Ballaststoffe. In diesem Zusammenhang spricht man auch von »leeren« Kalorien.

Wenn ich morgens Lust auf Süßes habe, nehme ich mir Vollkorn-Knäckebrot, bestreiche es mit etwas Topfen oder Mandelmus und lege mir am liebsten frisches Obst wie Bananen- oder Mangoscheiben darauf. Auch gekauften, fertigen Fruchtaufstrich, der keinen raffinierten Zucker enthält und nur mit Apfeldicksaft gesüßt wurde, oder Zwetschkenmus ohne Zuckerzusatz habe ich immer zu Hause und es kommt zum Einsatz. Eine weitere süße Variante, die ich immer wieder genieße, ist Joghurt mit Banane, Apfel oder Birne, ein paar Mandeln oder Walnüsse, etwas Kokosraspel und Zimt. Wenn Sie unbedingt süßen möchten, nehmen Sie am besten etwas flüssigen Honig, Ahornsirup oder Dattelsüße. Ideal ist es jedoch, wenn Sie Ihren Gaumen entwöhnen und nicht süßen. Mit der Zeit, wenn sich der Gaumen daran gewöhnt hat, vermissen Sie nichts. Beim Joghurt wählen Sie die Sorte, von der Sie wissen oder annehmen, dass Sie sie vertragen. Sie können zwischen Kuhmilch-, Schafs-, Ziegen- oder Sojajoghurt wählen.

Müsli oder Porridge

Viele gehen ohne ihr Müsli oder ihrem Porridge nicht aus dem Haus. Zu Recht, denn ein qualitativ guter Getreide- brei kann uns einen ausgezeichneten Start in den Tag liefern und uns mit wertvollen Vital- und Ballaststoffen versorgen. Diese unterstützen eine gesunde Verdauung, unser Blutzu- cker steigt nur langsam an und wir sind lange Zeit satt.

Für alle, die den Unterschied zwischen Müsli und Por- ridge nicht kennen: Beim Müsli werden die Getreideflo- cken, ob aus Hafer, Dinkel oder Gerste, nur eingeweicht. Beim Porridge, auf Deutsch Haferbrei, werden die Getreide- flocken, in diesem Fall klassisch Haferflocken, in der Flüs- sigkeit, Wasser oder Milchprodukt, gekocht. Dabei entsteht eine cremige Konsistenz. Es ist reine Geschmackssache, ob Sie es lieber kalt oder warm mögen.

Bei der Zubereitung haben Sie die Möglichkeit, sich die Getreideflocken selbst zusammenzustellen, oder Sie greifen auf eine fertige Getreidemischung zurück. Achten Sie dann bitte darauf, dass dieser kein Zucker zugesetzt wurde. Be- griffe in der Zutatenliste wie Maissirup, Rohrohzucker, Glu- cose, Saccharose, Maltose, Traubenzucker oder Gersten- malzextrakt sollten Sie dazu veranlassen, die Finger davon zu lassen. Süßen Sie Ihr Müsli selbst und sparsam, wenn Sie möchten.

Ein besonders magen- und darmfreundlicher Getreide- brei besteht aus den alten Getreidesorten bzw. Samen ohne Gluten wie Buchweizen, Amarant, Quinoa und Hirse. Bei der Müsli-Zubereitung sind Ihrer Fantasie keine Grenzen gesetzt. Sie können es mit Wasser, Milch von der Kuh oder Schaf (Schafsmilch ist für die meisten Menschen besser verträglich), Mandel-, Vollkornreis-, Dinkelvollkorn- oder Sojamilch anrühren. Für die natürliche Süße eignen sich Trockenfrüchte wie getrocknete Marillen, Datteln, Pflaumen, Rosinen. Aktuell sehr beliebt ist die exotische Goji-Beere. Vom Geschmack her ist sie jedoch eher säuerlich. Nüsse wie Mandeln, Walnüsse, Sonnenblumenkerne, Haselnüsse, Pekannüsse liefern gesunde Omega-3-Fettsäuren, schmecken gut und helfen dabei, länger satt zu bleiben. Im Müsli können Sie auch die Flohsamenschalen gut unterbringen, falls die Variante mit dem Wasser Ihnen nicht zusagt. Für mich darf auf keinen Fall frisches Obst fehlen.

Hier können Sie nach Lust und Laune experimentieren. Heben Sie einen geraspelten Apfel oder eine geraspelte Birne unter, denn das macht das Müsli besonders saftig und luftig. Zum Verfeinern und damit der Getreidebrei gut aussieht, gibt es obendrauf Zimt oder Kardamom, etwas Zitronenverbene oder -melisse, geröstete Kokosflocken, geriebene Walnüsse, gehackte Pistazien oder Edelkastanienflocken.

Power-Shake

Eine weitere und vor allem schnelle Variante für ein vitales Frühstück ist ein Power-Shake. Dieser lässt sich auch gut in die Arbeit mitnehmen. Für die Zubereitung brauchen Sie einen Standmixer und diesen »füttern« Sie mit einem Milchprodukt, von dem Sie wissen, dass Sie es gut vertragen (z.B. Kuh- oder Schafsmilch, Soja-, Mandel- oder Reismilch), mit Obst, welches Ihnen schmeckt (vielleicht Himbeeren, Heidelbeeren, Banane, Papaya, Mango, Ananas) und einigen Getreideflocken. Abschmecken können Sie Ihren Power-Shake mit Zitronensaft, Zimt und Kurkuma. Das alles mixen und genießen Sie einfach.

Jetzt sollte es Ihnen an gesunden Frühstücksideen nicht fehlen und Sie müssen sich nur noch entscheiden, mit welcher Variante Sie Ihren Gaumen verwöhnen wollen. Bitte glauben Sie mir: Wenn Sie Ihr Frühstück optimieren oder wenn Sie den Versuch wagen, zu frühstücken, anstatt mit leerem Magen aus dem Haus zu gehen, wird es Ihnen leichter fallen, tagsüber bewusst die richtigen Entscheidungen bei der Auswahl Ihrer Mahlzeiten zu treffen.

Da mir das Frühstück besonders am Herzen liegt, gehe ich im Kapitel *Für die Stoffwechsel-Aktivierung am Morgen* noch einmal näher darauf ein.

Mittagessen – für Power ohne Müdigkeit

Das Mittagessen sollte leicht zu verdauen sein, viele Vitalstoffe liefern und so dazu beitragen, dass die Mittagsmüdigkeit kein Thema mehr ist.

Gemüse und Salate

Dass Gemüse gesund ist, wissen wir alle. Was aber macht denn Gemüse für uns so wertvoll? Es ist vor allem der hohe Vitalstoffanteil mit einer geringen Nährstoffdichte. Vitalstoffe sind, wie Sie wissen, Vitamine, Mineralstoffe, Spurenelemente, Ballaststoffe und eine Vielzahl an sekundären Pflanzenstoffen. Durch den hohen Ballaststoffgehalt zählt Gemüse zu den »guten« bzw. *komplexen* Kohlenhydraten, weil es unseren Blutzucker nur langsam ansteigen lässt und damit eine niedrige glykämische Last hat. Gemüse unterstützt eine gesunde Verdauung. Es ist und bleibt der beste und gesündeste Kohlenhydratlieferant und der beste Schlankmacher.

Wenn Sie nun meinen, mit einem kleinen Beilagensalat haben Sie genug Gemüse und somit Vitalstoffe getankt, irren Sie leider. Damit Sie die vitalitätssteigernde Wirkung spüren können, sollten Sie schon zumindest 250 g bis 300 g pro Mahlzeit zu sich nehmen. Auf die Menge kommt es an, denn wenn unser Magen gefüllt ist, bekommt unser Gehirn das Signal, dass wir satt sind. Das zu wissen, ist wichtig, denn wenn Sie die Sättigungsbeilagen weglassen, kann es sonst passieren, dass Sie hungrig vom Tisch aufstehen, und das wollen Sie sicher nicht. Ich übrigens auch nicht.

In der Wiener Küche ist es für eine cremige Konsistenz üblich, Soßen mit Weizenmehl zu binden. Da Sie auf diese Weise aber viele »schlechte« *isolierte* Kohlenhydrate zu sich nehmen würden, empfehle ich Ihnen auf natürliche Bindemittel wie Agar-Agar oder Johannisbrotkernmehl umzusteigen. Diese haben den Vorteil, als unlösliche Ballaststoffe unverdaulich zu sein und deshalb unseren Blutzucker nicht zu erhöhen. Sie können, auch wenn Sie zum Beispiel einen Eintopf mit Gemüse kochen, einen kleinen Teil davon mit dem Stabmixer pürieren und erhalten so ohne die Zugabe von Mehl ebenfalls eine cremige Konsistenz.

Blattsalate, die auch zum Gemüse zählen, bestehen zu einem Großteil aus Wasser und sättigen daher nicht besonders. Wenn ich mir einen Salat mache, gebe ich immer festes Gemüse wie Zucchini, Paprika, Tomaten, Gurken oder Süßkartoffeln dazu, die ich mir gerne vorher in der Pfanne anröste.

Zum Marinieren von Salat ist heute der italienische Aceto Balsamico aus unseren Küchen nicht mehr wegzudenken. Achten Sie dabei allerdings auf das Kleingedruckte, denn der Balsamico, den wir im Supermarktregal zu kaufen bekommen, enthält sehr oft Zusatzstoffe wie Karamell und Zuckerkulör. Für die Säure im Salat eignen sich am besten frisch gepresster Zitronensaft, Verjus (das ist der Saft aus unreif geernteten Weintrauben) oder ein guter, naturtrüber

Apfelessig. Mein Lieblingsdressing für Salate und Gemüse ist übrigens eine Mischung aus Olivenöl, Zitronensaft, etwas klein geschnittenem Zitronengras, Ingwer, Knoblauch, Salz und dazu frische Kräuter. Entweder Petersilie, Schnittlauch, Basilikum, Majoran und, mein absoluter Favorit, Koriander.

Mit Salz sollten Sie sparsam umgehen und auf die Qualität achten. Ich verwende nur noch österreichisches Natursalz. Es ist naturbelassen, frei von Zusätzen, unjodiert und wird nicht gebleicht.

So viel zum Gemüse. Sicher ist Ihnen aufgefallen, dass in Zukunft Gemüse den Löwenanteil auf Ihrem Teller einnehmen sollte und idealerweise kombinieren Sie es mit einer kleineren Portion hochwertigem Eiweiß.

Eiweiß

Für einen aktiven Stoffwechsel und beim gesunden Abnehmen darf Eiweiß nicht fehlen. Wir unterscheiden tierisches Eiweiß aus Fleisch, Geflügel, Fisch, Eiern und Milchprodukten und pflanzliches Eiweiß aus Hülsenfrüchten, Nüssen und Soja. Eine gesunde Ernährung beinhaltet ein ausgewogenes Verhältnis an pflanzlichem und tierischem Eiweiß. So ist eine optimale Versorgung aller Aminosäuren gewährleistet.

Eiweiße sind die besten Sattmacher unter den Nährstoffen, da sie langsamer verdaut werden als z.B. Kohlenhydrate. Sie stärken unsere Muskulatur und verhindern Heißhungerattacken. Eiweiße werden auch als Proteine bezeichnet und wie Sie schon anfangs gelesen haben, sind es acht von zwanzig Aminosäuren, welche essentiell sind und unser Organismus selbst nicht herstellen kann. Alle zwanzig Aminosäuren verhelfen uns zu einem aktiven Stoffwechsel.

Eine ideale Eiweißquelle ist beispielsweise das Hühnerei. Das enthaltene Eiweiß kann zu 100 Prozent in körpereigenes Eiweiß umgewandelt werden und man spricht in diesem Zusammenhang von einer hohen, biologischen Wertigkeit.

Leider hat das Ei bis heute, wegen des enthaltenen Cholesterins, immer noch einen schlechten Ruf. Dabei ist es ein lebensnotwendiger Baustein für unsere Zellen und Nervenbahnen und bildet den Ausgangsstoff für viele Hormone und das so wichtige Vitamin D. Unser Organismus ist in der Lage, selbst Cholesterin in der Leber herzustellen. Je mehr wir ihm zuführen, umso weniger produziert er. Viele wissenschaftliche Studien bestätigen, dass das über die Nahrung aufgenommene Cholesterin kaum Einfluss auf unseren Blutcholesterinwert nimmt. In der Naturheilkunde gilt Cholesterin als natürlicher Krebs- und Zellschutz.

Unser Immunsystem ist auf das Vorhandensein von ausreichend Eiweiß angewiesen. Wenn Sie häufig erkältet sind, denken Sie an die Möglichkeit eines Eiweißmangels und lassen Sie von einem Arzt Ihres Vertrauens das Gesamteiweiß im Blut messen. Sicher haben Sie schon jemanden in Ihrem Umfeld gehabt, welche(r) sich mit einer strengen Diät runtergehungert hat und in kürzester Zeit alles wieder zugenommen hat. Dann heißt es meistens: »Mein Gott, der oder die hat keine Disziplin, ist nicht stark genug durchzuhalten.« Dabei gibt es triftige Gründe, warum es in solchen Fällen so schwierig ist, das erreichte Gewicht auch zu halten. Es ist schlicht und einfach Eiweißmangel und die verloren gegangene Muskelmasse. Machen Sie es richtig und denken Sie immer an Ihre Eiweißration aus pflanzlicher oder tierischer Herkunft, am besten dreimal täglich.

Noch ein hilfreicher Tipp: Beginnen Sie jede Mahlzeit mit ein, zwei Gabeln vom Eiweiß, so werden die Kohlenhydrate langsamer aufgenommen.

Da Fett wie Eiweiß für einen aktiven Stoffwechsel und eine gesunde Gewichtsreduktion unentbehrlich sind, möchte ich Ihnen dazu noch etwas erzählen.

Fett

Es wurde uns häufig gesagt, wir sollen vor allem Fett sparen, wenn wir abnehmen wollen. Bei dieser Empfehlung wurde nicht differenziert, ob wir gesättigte, einfach ungesättigte oder mehrfach ungesättigte Fette bzw. Fettsäuren einschränken sollen und so wurden alle Fette verteufelt.

Mittlerweile wissen wir, dass die richtigen Fette für einen gut funktionierenden Stoffwechsel lebensnotwendig sind. Die Empfehlungen, sich fettarm zu ernähren und den Hauptanteil der Ernährung über Kohlenhydrate zu decken, haben dazu geführt, dass Unmengen an Light-Produkten wie Pilze aus der Erde geschossen sind. Häufig sind es Milchprodukte wie Käse, Joghurt, verschiedene Frischkäsesorten, denen das natürliche Fett entzogen wurde. Um eine annähernd gute Konsistenz zu bewahren, hat man solchen Nahrungsmitteln Stärke in Form von Verdickungsmitteln hinzugefügt. Sie lesen richtig, und wie schon der Name erkennen lässt, machen sie tatsächlich dick. Deshalb sage ich Ihnen: »Keine Angst vor den guten Fetten!« Natürlich soll das jetzt auch kein Freibrief für das Grammelschmalzbrot sein. Jedoch bei Naturjoghurt und Käse dürfen Sie ohne schlechtes Gewissen solche mit dem natürlichen Fettgehalt nehmen.

Korrekt ist, dass wir bei unseren (typisch deutschen und österreichischen) Ernährungsgewohnheiten relativ viele gesättigte Fettsäuren in Form von tierischen Lebensmitteln zu uns nehmen. Gesättigte Fette erkennen Sie an Ihrer Konsistenz. Sie sind, wenn man sie im Kühlschrank aufbewahrt, fest. Dazu gehören Butter und Butterschmalz, Schmalz und Kokosfett. Gesättigte Fette finden Sie aber auch versteckt in Milch und Milchprodukten, Käse, Wurst und fettem Fleisch. Bei Schweinsbraten & Co. dürfen Sie daher sehr wohl sparsam sein. Stellen Sie sich bildlich vor, dass gesättigte Fette, wenn sie in unseren Körper gelangen, eben schon satt sind, was bedeutet, dass sie sich ein bequemes Plätzchen suchen, meistens am Bauch, Po oder auf den Hüften, um sich dort niederzulassen.

Woran Sie nicht sparen sollten, sind die mehrfach ungesättigten Fettsäuren, bekannt als Omega-3-Fettsäuren. Diese Fettsäuren können Sie sich als quirlige Vertreter vorstellen, welche aktiv sind und in unserem Körper biochemisch Verbindungen eingehen. An diesen lebensnotwendigen Fettsäuren mangelt es uns in der Regel. Sie finden Sie in fettreichem Meeresfisch wie Lachs, Thunfisch, Hering, Sardinen und Makrelen. Als pflanzliche Quelle bieten sich Leinöl, Hanf- und Walnussöl an. Unschlagbar ist Leinöl mit dem höchsten Gehalt an Omega-3-Fettsäuren. Die tolle Eigenschaft dieser »Super-Fette« ist, dass sie uns hilft, gesättigte Fette im Blut zu verbrennen. Sie verbessern daher die Blutfließeigenschaft, sorgen für einen stabilen Blutzuckerspiegel und wirken in unserem Körper entzündungshemmend. Sie machen ein Gericht erst so richtig geschmackvoll, da sie als Geschmacksträger dienen und sie uns schneller satt machen.

»Superfette« sind außerdem Träger fettlöslicher Vitamine (Vitamin A, D, E, K). Zu wenig Fett kann daher zu einem Mangel an fettlöslichen Vitaminen führen. Vor allem im Winter mangelt es vielen Menschen an Vitamin D. welches eigentlich kein Vitamin, sondern ein Hormon ist, das an vielen wichtigen Stoffwechselvorgängen beteiligt ist und von unserem Körper bevorzugt gebildet wird, wenn wir uns viel im Freien bewegen. Essen Sie Vitamin-D-reich! Dazu gehören: Aal, Thunfisch, Hering, Hühnerei, Käse, Butter, Vollmilch, Champignons, Steinpilze und Shiitakepilze. Sie können auch ruhig einmal von Ihrem Arzt Ihren Vitamin-D Status erheben lassen. Einfach um sicherzugehen, dass Sie gut versorgt sind.

Ich decke meinen Bedarf an diesen so wichtigen Fettsäuren, indem ich täglich einen Esslöffel Leinöl zu mir nehme. Das können Sie auch. Geben Sie das Leinöl in Ihr morgendliches Müsli, in Ihren Power-Shake, mittags über Ihren Salat oder wenn Sie möchten, nehmen Sie es einfach pur, als wäre es Medizin. Beim Kauf von Leinöl achten Sie auf Bio-Qualität und dass es im Kühlregal aufbewahrt wurde. Es sollte kaltgepresst und unbehandelt sein. Zu Hause lagern Sie es bitte immer im Kühlschrank. Hitze verträgt das Leinöl gar nicht, dabei werden die Fettsäuren zerstört.

Sind Sie auch öfters vor dem Kühlregal gestanden und haben sich gefragt: »Was ist gesünder, Butter oder Margarine?« Die Werbung für Margarine hat uns glauben lassen wollen, dass pflanzliche Margarine gesünder wäre als Butter. Was sie uns leider verschwiegen hat, ist die Tatsache, dass pflanzliche Öle, die in eine streichfähige Form gebracht werden sollen, industriell mehreren chemischen Verarbeitungsschritten unterzogen werden. Solche von der Industrie veränderten Fette sind Fremdstoffe und schaden uns mehr, als sie nützen.
Sie erkennen solche Margarinen, da sie den Hinweis: »mit z.T. gehärteten Fetten« auf der Verpackung stehen haben. Ich bin dafür, dass Sie sparsam die gute Butter genießen.

Nüsse, so glauben viele, sind Dickmacher. Ist dem auch so? Sie haben zwar eine hohe Energiedichte, da sie vorwiegend aus Fett bestehen. In unserem Körper jedoch macht es einen wesentlichen Unterschied, ob die Kalorien aus gesättigtem oder ungesättigtem Fett stammen. Da Nüsse vorwiegend ungesättigte Fettsäuren enthalten, wird nicht jede Kalorie in Hüftgold umgewandelt. In Maßen genossen, gründlich gekaut, können sie uns lange sättigen. Ich esse Nüsse vor allem dann, wenn ich zwischen den Mahlzeiten Hunger verspüre, und versuche, sie täglich in meiner Ernährung unterzubringen.

Kohlenhydrate

Kohlenhydrate sind für unseren Organismus wichtige Energielieferanten. Wir finden Sie vorwiegend in Gemüse, Obst und Getreide. Unser Gehirn und die roten Blutkörperchen decken ihren Energiebedarf ausschließlich über Kohlenhydrate. Im Gegensatz zu Eiweißen und Fetten gibt es jedoch keine essentiellen, also lebensnotwendigen Kohlenhydrate, und aus diesem Grund sind wir nicht darauf angewiesen, sie mit der Nahrung in größeren Mengen zuzuführen.

Getreide hat in unserer modernen Zeit einen besonderen Stellenwert eingenommen und sich zum Grundnahrungsmittel Nr. 1 entwickelt. Es gibt fast keine Hausecke, an der sich nicht ein Bäckerladen befindet. Ein Leben ohne Brot, Kuchen oder Nudeln ist für viele Menschen undenkbar. Leider ist das heutige Getreide kein Naturprodukt mehr. Dies betrifft vor allem den von vielen geliebten Weizen. Mittlerweile ist der Weizen, den wir in Form von Semmeln, Kuchen, Weißbrot kaufen können, eine genetisch veränderte Mischung aus verschiedenen Zuchtformen. So soll der Glutenanteil von früher einmal 5% auf 50% gestiegen sein und so ist Weizenbrot auch für Menschen mit gesundem Darm schwer verdaulich.

Gut verträglich und leicht zu verstoffwechseln sind die ein wenig in Vergessenheit geratenen alten Getreidesorten, die kein Gluten enthalten, wie Amarant, Quinoa, Hirse und Buchweizen, aber auch Vollkornreis. Achten Sie deshalb auf die Menge und Qualität der Getreideprodukte, welche Sie essen. Weniger ist mehr. Es lohnt sich, den Anteil so weit wie möglich hinunterzuschrauben und zum Beispiel Brot nur morgens zu essen. Leichter verstoffwechseln lässt sich Vollkorn-Knäckebrot.

Was Sie zu Mittag am besten essen

Nach diesem kleinen Ausflug über die Nährstoffe Eiweiß, Fett und Kohlenhydrate begeben wir uns wieder zum Mittagstisch mit den folgenden Empfehlungen.

Wenn Sie keine Gewichtsabnahme anstreben, können Sie mittags ein wenig *vollwertige* Beilagen wie Vollkorn-Dinkel-Nudeln, Naturreis, Quinoa oder Hirse essen. Wenn Sie nun einwenden, dass Ihnen Vollkornnudeln nicht schmecken, möchte ich dieses Argument entkräften, da ich selbst dazu mit Erfolg einen Selbstversuch gestartet habe. Meine Familie und ich haben ausschließlich weiße Nudeln gegessen, und als ich den Wunsch hatte, auf Vollkorn umzusteigen, habe ich einfach zwei Drittel weiße Nudeln mit einem Drittel Vollkornnudeln gemischt. Vom Geschmack her änderte sich so kaum etwas. Langsam steigerte ich den Anteil der Vollkornnudeln, bis ich ungefähr nach einem halben Jahr nur noch Vollkornnudeln kochte. Meine Tochter sagte eines Tages: »Mama! Ich finde bei den Vollkornnudeln schmeckt man, dass sie etwas enthalten, was den weißen Nudeln fehlt, die sind ja voll lecker!« Für mich war das ein Beweis dafür, dass Geschmack und Vorlieben doch Gewohnheit sind, und wenn man es möchte, auch veränderbar.

Als Nachspeise statt Kuchen oder Palatschinken zu essen, machen Sie es den Südländern nach und wählen Sie Obst in der Portionsgröße eines normal großen Apfels. Obst ist ebenso wie Gemüse ein exzellenter Kohlenhydratlieferant mit vielen Vitalstoffen. Der einzige Unterschied ist, dass Obst mehr Zucker in Form von Fruchtzucker enthält. Deshalb sollten Sie die Menge im Auge behalten, wenn Sie abnehmen möchten.

Da ich viele Jahre in Spanien gelebt habe, war ich auch privat bei Freunden eingeladen und wie das Amen im Gebet stand nach dem Mittagessen ein großer Obstkorb auf dem Tisch, aus dem sich jeder bediente. Diese Gewohnheit der

Spanier gefiel mir damals schon und heute freue ich mich immer schon auf meine Obstportion. Ganz nach dem Motto *sündigen erlaubt*, genieße ich natürlich auch hin und wieder meine geliebten Topfen-Nougat-Knödel.

Wenn Sie im Büro essen oder viel unterwegs sind, ist es ratsam, dass Sie vorplanen, am Vortag zu Hause eine Portion mehr zubereiten und diese mitnehmen. So sind Sie Fast-Food-Ketten nicht ausgeliefert und müssen sich nicht ärgern, etwas gegessen zu haben, was Ihnen nicht guttut.

Wenn Ihre Firma über eine Kantine verfügt oder Sie im Restaurant essen möchten, lassen Sie die sogenannten »schlechten« Kohlenhydrate, also die Sättigungsbeilagen, süße Desserts, Kuchen, gezuckerte Getränke und Alkohol links liegen. Lassen Sie sich wie vorhin beschrieben eine große Portion Gemüse oder Salat auf den Teller geben und dazu eine Portion mageres Fleisch, Huhn, Pute, Eier, Käse, Hülsenfrüchte oder Tofu. An Tagen, an denen Sie spüren, dass es Ihnen an Energie fehlt, wählen Sie warme Speisen. Wie beim Frühstück erwähnt, können Sie durch warme Gerichte dem Körper Energie zuführen. Den gleichen Effekt erzielen Sie auch, wenn Sie vor einem kalten Salat eine Tasse Tee trinken oder eine Suppe essen.

Wenn Sie nach dem Essen Kaffee trinken möchten, lassen Sie Milch und Zucker weg, denn dann profitieren Sie von seiner verdauungsfördernden Wirkung. Ich habe früher meinen Kaffee mit Milch und Zucker geliebt und ich konnte mir überhaupt nicht vorstellen, ihn ohne diese »Geschmacksverstärker« zu trinken. Trotzdem habe ich es versucht und es ist mir gelungen, meine Geschmacksnerven umzugewöhnen. Ein bisschen geholfen habe ich mir dabei, indem ich mittags meinen Espresso mit Schlagobers und einem kleinen Stück Bitterschokolade verfeinert habe. Mein »Sahnehäubchen« als Entschädigung für den Verzicht auf Milch und Zucker. Nach einigen Wochen habe ich mir eingebildet, ich müsste unbedingt wieder meinen Häferlkaffee »mit allem« trinken. Und was ist passiert? Genau! Er hat mir nicht mehr geschmeckt. Deshalb empfehle ich Ihnen, einfach einige Wochen konsequent das Neue auszuprobieren, wenn Sie vorhaben in Bezug auf Ihre Kaffee-Trink-Gewohnheiten eine Veränderung herbeizuführen. Ich bin sicher, die meisten von Ihnen genießen den ureigenen Geschmack des Kaffees und kehren nicht mehr zu ihrer alten Gewohnheit zurück.

Zwischenmahlzeit – muss nicht sein

Zwischenmahlzeiten sollten idealerweise entfallen, da viele kleine Mahlzeiten immer wieder Insulin locken. Wenn Sie ausreichend trinken und das Richtige essen, werden Sie keinen Heißhunger verspüren und mit drei Mahlzeiten gut durch den Tag kommen.

Ein Maß für die essensfreien Zeiten sind ungefähr vier bis sechs Stunden, länger sollten Sie auf keinen Fall ohne Essen verbringen. Hungern macht stoffwechseltechnisch gar keinen Sinn und schadet. Unser Organismus gerät dabei in eine Stresssituation. Zu hungern signalisiert unserem Körper einen Mangel vor allem für unser Gehirn, und um rasch Energie bereitstellen zu können baut er dann Körpereiweiß zu Zucker um.

Wenn Sie zwischen Mittag- und Abendessen großen Hunger verspüren, dann gönnen Sie sich ein paar Nüsse und ein Stück Obst.

Sollten Sie sich nachmittags mit Freunden zu Kaffee und Kuchen treffen und partout nicht auf eine süße Versuchung verzichten wollen, habe ich eine gute Nachricht für Sie! Essen Sie Ihre Schokoladentorte mit Schlagobers, denn das Fett im Schlagobers bewirkt, dass der Zucker langsamer ins Blut aufgenommen wird. Das bedeutet, dass Ihre Bauchspeicheldrüse weniger Stress hat. Das Gleiche gilt für das Gläschen Wein. Trinken Sie Alkohol nicht auf nüchternen Magen, sondern essen Sie ein paar Nüsse oder ein Stück Käse vorweg, auch dann steigt Ihr Blutzucker langsamer an. Wenn Sie aber der Lockung widerstehen möchten, dann sagen Sie einfach auch »nein«, wie weiter vorne beschrieben. Sie müssen nicht nachgeben, nur um anderen eine Freude zu machen.

Wenn ich viel unterwegs bin, habe ich stets einen Apfel und Nüsse in meiner Handtasche. So widerstehe ich leichter dem Topfengolatschen-Ruf.

Abendessen – so früh wie möglich

Das Abendessen gestaltet sich ähnlich wie das Mittagessen. Wenn irgendwie möglich, versuchen Sie drei Stunden vor dem Zubettgehen zu essen. Damit Sie von den Vorteilen einer effektiven Fettverbrennung, höchstmöglicher Regeneration und Erholung profitieren, sollten Sie abends den geringsten Kohlenhydratanteil zu sich nehmen. Deshalb empfehle ich Ihnen, beim Abendessen konsequent auf die Sättigungsbeilagen zu verzichten. Sie wissen schon: Brot, Reis, Nudeln, Kartoffeln. Dies gilt nicht nur für Menschen, welche abnehmen wollen, sondern auch für diejenigen, welche besser schlafen, sich optimal regenerieren und aktiv und leistungsfähig in den Tag starten wollen.

Vielleicht fragen Sie sich: »Wie bitte soll das gehen? Immer Gemüse mit Eiweiß und keine Beilage! Welche Gerichte soll ich kochen?«

Deshalb habe ich jetzt einige Vorschläge, wie Sie Gemüse und Eiweiß kombinieren können. Die dazugehörigen Rezepte finden Sie im Kapitel *LISIS Vital-Rezepte*.

Vorschläge für Gemüse-Eiweiß-Kombinationen
Cremige Gemüsesuppe mit Eiweißanteil: Zucchinicreme-
suppe mit geräuchertem Lachs, Brokkolicremesuppe mit
Mozzarella, Karottencremesuppe mit gebratenen Knob-
lauchgarnelen, Karfiolcremesuppe mit geröstetem Halloumi

Salat mit Eiweißanteil: Avocado-Tomatensalat mit Lachs,
gemischter Salat mit Austernpilzen und Feta, herbstlicher
Salat mit Weintrauben und Walnüssen, Rucolasalat mit frischen Feigen und Mozzarella, marinierte Lammlachse auf
lauwarmem Karfiolsalat, Papaya-Avocadosalat mit Limet-
ten-Ingwerdressing

Gemüseauflauf mit Eiweißanteil: Karfiolauflauf, Aubergi-
nenauflauf

Gemüse im Wok mit Eiweißanteil: Gebratenes Lachsfilet
auf buntem Gemüse und Salat, Zander auf Kohlrabi, Rinds-
geschnetzeltes mit Champignons

Gemüse als Püree mit Eiweißanteil: Brokkolipüree mit Jakobsmuscheln

Gemüse mit Hülsenfrüchten als Salat, Eintopf oder Püree:
Kichererbsensalat mit gebratenen Auberginen, Linsen-Gemüse-Salat, Butternusskürbiseintopf mit Zucchini und Tofu,
Kichererbsenpüree (auch mit Linsen oder Bohnen) mit ge-
dünstetem Gemüse

Gemüse mit Soja als Eiweißanteil: Sojapasta asciutta, Soja-
gemüsepfanne mit Feta und Oliven

Alle Varianten dienen als Idee, wie Sie Ihre gesunden und
schlanken Mahlzeiten zusammenstellen können. Ihrer Kre-

ativität sind keine Grenzen gesetzt. Die Rezepte lassen sich alle nach Ihren Vorlieben verändern.

Ich hoffe, ich konnte Ihnen einen guten Überblick verschaffen, wie Sie Ihren gesunden und vitalen Ernährungsalltag gestalten können. In diesem Kapitel gibt es noch zwei Themen, welche mir am Herzen liegen und die Beachtung verdienen, damit wir uns in unserem Körper wohlfühlen.

Wasser – unverzichtbar

Wir Menschen bestehen, je nachdem wie alt wir sind, zu 50 bis 70 Prozent aus Wasser. Ohne Nahrung können wir relativ lange überleben, beim Fehlen von Wasser sieht die Sache schon ganz anders aus, denn bereits nach vier Tagen ohne Wasser sind wir dem Tode geweiht.

Fehlt es unserem Körper an Wasser, drosselt er das Stoffwechsel-Geschehen. Als Richtlinie für die Grundversorgung können Sie von circa 30 ml pro Kilo Körpergewicht ausgehen. Im Sommer, wenn Sie viel schwitzen oder wenn Sie viel Sport betreiben, können Sie von der doppelten Menge ausgehen.

Kaffee ist ein beliebtes Getränk, vor allem bei Geschäftsterminen. Ich weiß, Kaffee wird kontrovers diskutiert, ob er uns als Flüssigkeitsspender dient oder eher unsere Nieren dazu anregt, mehr Wasser auszuscheiden. Tatsache ist, dass Kaffee Säuren liefert, und um diese zu neutralisieren, benötigt unser Körper Mineralstoffe und Flüssigkeit. Ich kann Ihnen nur sagen, wenn ich eine Reise mit dem Auto unternehme und auf der Raststätte einen Kaffee trinke, kurze Zeit danach meine Reise fortsetze, muss ich spätestens nach einer halben Stunde wieder auf die Toilette. Ich zähle Kaffee daher nicht zu meiner Flüssigkeitsversorgung und halte es wie ein gutes Wiener Kaffeehaus (dort bekommen Sie zu jeder Tasse Kaffee ein Glas Wasser) und trinke danach immer ausreichend stilles Wasser.

Am besten für uns und als Durstlöscher ist stilles Wasser, also ohne Kohlensäure, und ungezuckerter Kräutertee. Wasser erfüllt in unserem Körper wichtige Aufgaben. Es transportiert Nähr- und Aufbaustoffe zu den einzelnen Körperzellen und alle Abbauprodukte unseres Stoffwechsels sowie Fremdstoffe werden im Wasser gelöst und über Darm, Nieren, Haut oder die Lungen ausgeschieden. Regelmäßiges und ausreichendes Trinken ist somit für die Aufrechterhaltung aller Stoffwechselvorgänge immens wichtig. Wenn wir zu wenig trinken, verwechseln wir oft Durst mit Hunger und kaufen uns eine Wurstsemmel, anstatt etwas zu trinken.

Sicher ist Ihnen auch schon einmal aufgefallen, dass Sie müde sind, eventuell Kopfweh haben, wenn Sie zu wenig trinken. Denken Sie daran und trinken Sie ausreichend zwischen den Mahlzeiten.

Schlaf – erholsam und heilend

Unser Schlaf und seine erholsame und heilende Wirkung wird oftmals unterschätzt, da uns nicht bewusst ist, dass unser Körper nicht einfach nichts tut und nur daliegt. Sie wissen ja bereits, was unser Körper jede Nacht für Leistungen erbringt, während wir uns in unsere Decke kuscheln. Für mich ist Schlaf das pure Schönheitselixier.

Wenn Ihr Partner oder Ihre Partnerin eine Person ist, die nachts Geräusche macht, als würde sie dabei sein, den Wienerwald abzusägen, dürfen Sie ruhig positiv egoistisch sein und gemeinsam eine Lösung für Ihren erholsamen und regenerativen Schlaf finden, anstatt jede Nacht dazuliegen und kein Auge zuzudrücken.

Über die Schlafdauer gibt es verschiedene Experten-Meinungen. Menschen, die einen guten Zugang zu ihren Bedürfnissen haben, wissen meistens, wie viele Stunden Schlaf ihnen guttun. Als ungefähre Richtlinie geht man täglich von mindestens sechs bis acht Stunden aus. Ist Ihnen vielleicht schon aufgefallen, dass Sie, wenn Sie zu wenig geschlafen haben oder sehr spät ins Bett gegangen sind, am nächsten Tag viel mehr Appetit haben und daher mehr essen? Wieder sind es Hormone, in diesem Fall jene, die für Hunger- und Sättigungssignale zuständig sind, welche aus dem Gleichgewicht geraten. Für die schlanke Figur und damit wir uns aktiv und leistungsfähig fühlen, ist es wichtig, ausreichend und ungestört zu schlafen.

Sehr erholsam sind auch Entspannungsphasen tagsüber. Die Spanier wissen, wie es geht, und mit ihrer Siesta, welche der traditionelle Mittagsschlaf ist, gönnen sie ihrem Körper tagsüber eine Auszeit. Als ich in Spanien lebte, das ist allerdings mittlerweile 23 Jahre her, wurde die Siesta noch zelebriert. Es blieb genug Zeit, mittags von der Arbeit nach Hause zu fahren, zu essen und kleines Mittagsschläfchen zu halten. Heute ist es in Spanien in größeren Unternehmen so wie bei uns. Die Zeit für die Mittagspause wurde gekürzt und es bleibt keine Zeit mehr für die wohlverdiente Siesta.

Die 30 Minuten, die viele von uns als Mittagspause zur Verfügung haben, finde ich zu kurz, um in Ruhe zu essen, ein wenig zu entspannen, um neue Energie für den Nachmittag zu tanken. Leider können wir es uns in der Regel nicht aussuchen. Aber wenn Sie die Wahl haben, gönnen Sie sich diese kleine Erholung zwischendurch!

Stoffwechsel-Aktivierung am Morgen

Für mich war immer und ist auch heute noch das Frühstück die wichtigste Mahlzeit am Tag. Es ist die Mahlzeit, die ich am meisten genieße. Dafür nehme ich mir morgens wirklich viel Zeit. Ich schneide Gemüse und Obst klein, mache einen Aufstrich, auch stelle ich immer wieder neue Müsli-Ideen zusammen. Highlight für mich ist es, mit meinem Partner, meinen Kindern oder einer lieben Freundin zu Hause oder in einem Restaurant gemeinsam zu frühstücken. Ich bin deshalb auch immer wieder auf der Suche nach tollen Frühstückslokalen. Wenn ich selbst eine Einladung ausspreche, ist es öfters eine zum Frühstück und seltener zum Abendessen. Das liegt eben auch an meinem Bio-Rhythmus. Sie wissen ja schon, dass ich kein Nachtmensch bin.

Befeuern Sie Ihre Lokomotive!

Die Freude am Frühstücken hatte ich immer schon. Heute aber weiß ich, wie wichtig die erste Mahlzeit für unser Wohlbefinden, unsere Leistungsfähigkeit und für ein natürliches Wohlfühlgewicht ist. Sie müssen sich vorstellen, dass unser Körper auch nachts, während wir schlafen, Energie verbraucht. Wenn wir üppig gegessen haben, bedient er sich der Energie, die wir ihm mit dem Abendessen zugeführt haben. Am Anfang habe ich erwähnt, dass eine üppige Mahlzeit abends kein idealer Start für eine regenerative Nachtruhe und einen erholsamen Schlaf ist.

Gehen wir deshalb vom Idealfall aus: Sie haben zum Beispiel abends eine Gemüsepfanne mit Fisch gegessen und sonst nichts. Keinen Alkohol getrunken, nur Ihren wohltuenden Kräutertee. So vorbereitet für die Nacht, mit einer kohlenhydratarmen Mahlzeit, ist die zugeführte Energie schnell verbraucht und unser Stoffwechsel bedient sich unserer Energiespeicher aus Leber-, Muskel- und Fettzellen. Morgens wachen Sie mit geleerten Speichern auf. Dies betrifft natürlich vorwiegend die Zuckervorräte aus der Leber und den Muskeln. Einen geringen Teil Fett haben Sie ebenfalls verbrannt.

Ich weiß, was Sie womöglich denken: Schön wäre es, wenn gleich die ganzen Fettreserven in einer Nacht dahinschmelzen. Das funktioniert tatsächlich, aber nur langsam. Also Nacht für Nacht, sofern Sie alles richtig machen. Die Nacht können wir auch als Fastenzeit bezeichnen, da wir mitunter sogar 12 bis 14 Stunden ohne Nahrung auskommen. Die Engländer wissen das, denn sie nennen das Frühstück »Breakfast« also »Fasten brechen«. Genauso sollte es auch sein. Der Zeitpunkt ist gekommen, die nahrungsfreie Zeit zu durchbrechen und unserem Körper Energie zu liefern, damit er in die »Gänge« kommt, wir unseren Stoffwechsel ankurbeln und aktivieren.

Stellen Sie sich vor, Sie steigen in eine Lokomotive, in der gerade einmal ein paar glosende Kohlen liegen. Weit werden Sie damit nicht kommen. Also, was machen Sie? Klar, Sie legen einfach eine ordentliche Menge Kohle in den Brennofen, damit ein kräftiges Feuer entsteht und Ihre Lokomotive losfährt. Nicht anders verhält es sich mit unserem Stoffwechsel. Wenn wir gleich morgens unserem Körper »Brennstoff« zuführen, kann er auf Hochtouren laufen und verschwenderisch mit seiner Energie umgehen. Die Traditionelle Chinesische Medizin nennt es Verdauungsfeuer und meint auch, dass wir morgens die stärkste Verdauungsenergie haben und dies nützen sollten.

Mit dem *richtigen* Frühstück also verwandeln Sie Ihren Körper in einen Hochleistungsmotor. Was passiert aber, wenn wir morgens nicht frühstücken? Wenn Sie bis zwei Stunden nach dem Aufstehen nicht frühstücken, signalisieren Sie Ihrem Körper einen Energie-Engpass. Es schrillen alle Alarmglocken, Ihr Körper – dessen oberste Priorität es ist, für sein Überleben zu sichern – fängt an, Energie zu sparen. Einfach ausgedrückt: »Stoffwechsel auf Sparflamme.« Er drosselt einfach seinen Energieverbrauch. Einmal nicht zu frühstücken, stellt wiederum kein großes Problem dar, doch wenn Sie regelmäßig auf Ihr Frühstück verzichten, wird Ihr Körper versuchen, tagsüber die fehlende Energie zu bekommen. Viele der Nicht-Frühstücker bemerken das erste Leistungstief bzw. den Energiemangel am Vormittag im Büro. Die Keksschachtel der Kollegin oder des Kollegen kann gar nicht schnell genug in Sicherheit gebracht werden und heißhungrig hat man sich dann zwei bis drei der Zuckerbomben einverleibt.

Unser Gehirn, positiv egoistisch, treibt uns an, um das Energie-Defizit auszugleichen und schnelle Energie zuzuführen. Wir gehorchen und greifen zum nächsten Keks. Das kann den ganzen Tag mitunter so weiterlaufen, indem man mittags, nachmittags oder abends über die »Stränge schlägt«, nur weil man morgens mit leerem Magen zur Arbeit gegangen ist und seinem Körper ohne »Treibstoff« Höchstleistungen abverlangt.

Natürlich werden Sie einwenden, dass Sie, ein Freund oder eine Freundin sehr gut ohne Frühstück klarkommen, leistungsfähig und schlank sind. Ja, Sie haben recht, natürlich gibt es auch solche Menschen. Doch meine Erfahrung hat mir gezeigt, dass es den meisten Menschen besser dabei geht, ihr Gewicht zu kontrollieren und sie sich wohler fühlen, wenn sie regelmäßig frühstücken.

Lieblingsgetränk Kaffee?

Gerade beim Frühstück taucht das große Thema Kaffee auf. Vor allem beschäftigt viele die Frage: »Ist Kaffee gesund und wie viele Tassen am Tag sollen oder können wir trinken?« Besonders Wienern wird ein ganz besonderer Bezug zu Kaf-

Licht am Ende des Ernährungstunnels

fee nachgesagt. Die Tasse Kaffee steht morgens für Anregung, Wach-Werden, aktiv in den Tag starten. Mittags nach dem Essen soll er die Verdauung fördern, vor allem der bei den Italienern beliebte Espresso, nachmittags sorgt er für eine gemütliche Pause und hilft dabei, Energie für den restlichen Tag zu tanken. Und für viele hat er auch noch nach dem Abendessen seinen Platz als Verdauungshilfe oder einfach nur so als Genussmittel. Kaffee ist in unserem Leben nicht wegzudenken und hat seine Berechtigung.

Ob er nun gesund ist oder nicht, hängt sehr von individuellen Faktoren ab. Fakt ist, dass Kaffee Säuren liefert. Diese können bei Menschen, welche an einem Mangel an Magensäure leiden, sehr wohl als Verdauungshilfe wirken. Wie immer aber gibt es zwei Seiten und daher auch Menschen, die zu viel Magensäure produzieren. Bei ihnen bewirken die Säuren des Kaffees, dass diese Menschen übersäuern. Im schlimmsten Fall führt dies zu Gastritis oder zu einem Magengeschwür.

Ich weiß, wovon ich spreche, denn ich habe schon in jungen Jahren, ich denke, ich war höchstens 16 Jahre alt, mit dem Kaffeetrinken begonnen. Im Grunde war es das Erste, was ich nach dem Aufstehen zu mir nahm. So lange, bis ich immer wieder Bauchschmerzen bekam. Mein Arzt diagnostizierte eine Gastritis. Ich bekam Medikamente und sie verschwand. Meine »schlechte« Angewohnheit, nämlich Kaffee auf nüchternen Magen zu trinken, behielt ich bei und es dauerte nicht lange, da hatte ich die nächste Gastritis. Mir war damals nicht bewusst, dass der Kaffee Auslöser meiner Beschwerden war, und mein Arzt hatte mich auch nicht darauf aufmerksam gemacht. Also hörte ich in mich hinein und startete einen Selbstversuch. Ich trank meine Tasse Kaffee zum Frühstück oder kurz danach, aber nicht auf nüchternen Magen. Seitdem hatte ich keine Gastritis mehr. Ach ja, Sie fragen sich sicher, wie viele Tassen ich pro Tag trinke. In der Regel sind es zwei, eine zum Frühstück und eine nach dem Mittagessen. Selten auch am Nachmittag, wenn ich eine Freundin treffe. Da ich zu den Menschen gehöre, die Kaffeetrinken sehr stark mit Gemütlichkeit und Genuss verbinden – natürlich ist es bei mir auch mittlerweile Gewohnheit – sind meine bisherigen Versuche, meinen Kaffeekonsum einzuschränken oder im besten Fall keinen zu trinken, gescheitert. Die einzige Hürde, die ich erfolgreich genommen habe, ist es, wenigstens öfters koffeinfreien Kaffee zu trinken. Das werte ich schon als großen Erfolg. Meine Erfahrung ist jedoch, wenn ich es schaffe, ein paar Tage gar keinen Kaffee zu trinken, äußerst positiv. Ich fühle mich viel frischer und energiegeladener.

Ich kenne Menschen, die den Kaffee nicht nur morgens zum Aufwachen benötigen, sondern den ganzen Tag über einen Kaffee nach dem anderen trinken, um munter und leistungsfähig zu bleiben oder einfach aus Gewohnheit. Das ist ein Teufelskreislauf, glauben Sie mir, denn welche Signale will uns unser Körper senden, wenn wir uns müde fühlen? Genau! Er möchte uns mitteilen: »Mach mal Pause!« Er möchte, dass wir wenigstens für kurze Zeit Ruhe geben und uns erholen. Was machen wir? Wir trinken Kaffee, um diese Signale zu unterdrücken und wollen unserem Organismus mehr abverlangen, als er in der Lage ist zu geben. Wir fühlen uns tatsächlich für kurze Zeit leistungsfähiger und können uns besser konzentrieren, aber eben nur für kurze Zeit. Danach sind wir wieder genauso müde wie vor der Tasse Kaffee. Eine Gegenregulation, welche uns unsere Reserven kostet.

Wenn Sie zu den Menschen gehören, die das Gefühl haben, morgens ohne ihre Tasse Kaffee nicht in die Gänge zu kommen, dann sollten Sie Kaffee meiden. Denn dies kann ein Hinweis dafür sein, dass Ihre Nebennieren geschwächt sind und mit dieser Morgendosis Koffein regen Sie Ihre Nebennieren dazu an, eine Leistung zu erbringen, zu der sie nicht fähig sind. Wenn Sie häufig Kopfschmerzen haben oder an Migräne leiden und das Kaffeetrinken kurzfristig Ihre Beschwerden lindert, sollten Sie das bitte als Zeichen erkennen, dass Koffein daran schuld ist, dass Ihre Kopfschmerzen oder Migräneattacken in immer kürzeren Abständen auftreten. Nur der Verzicht auf koffeinhaltige Getränke wird zu einer Besserung führen.

Langfristig, und das gilt für uns alle, raubt uns Kaffee Vitalstoffe, er stimuliert die Ausschüttung von Stresshormonen und fördert die Insulin-Resistenz unserer Zellen. Auch hier lohnt sich ein Selbstversuch ... entscheiden Sie selbst!

Wenn Sie auf Kaffee nicht verzichten möchten oder können, dann trinken Sie ihn zumindest zu oder nach einer Mahlzeit und nicht zwischendurch. Beachten Sie bitte: Wenn Sie sich dazu entscheiden, den Kaffee wegzulassen, kann es zu Kopfschmerzen kommen, die aber nach ein bis zwei Tagen verschwinden. Auch hier gilt: Fühlen Sie selbst, welche Wirkung Kaffee auf Sie hat. Wenn Sie das Gefühl haben, in Maßen getrunken, unterstützt er Ihre Verdauung und tut Ihnen gut, spricht absolut nichts gegen den Genuss. Wichtig ist, dass sie ihn *genießen* und nicht brauchen.

Ein guter Ersatz und eine sanftere Alternative zu Kaffee ist übrigens grüner Tee. Ich meine: »Kaffee regt auf, grüner Tee regt an.« Auch Ginseng-Tee hat eine leistungssteigernde Wirkung und kommt sogar ohne Koffein aus.

Aber bitte verstehen Sie mich nicht falsch: Kaffee bewusst, mit Genuss, in Gemütlichkeit und idealerweise nicht auf nüchternen Magen getrunken, soll und darf ein Teil von Essgenuss & Lebensfreude sein.

LISIS Vital-Frühstück

Für mich ist und bleibt das Frühstück die Initialzündung für einen gelungenen Tag. Ich glaube, das konnten Sie während der Lektüre klar mitnehmen. Von daher kam auch meine

Motivation, ein ideales Frühstück zu kreieren. So entwickelte ich meinen hochwertigen Buchweizen-Frucht-Nuss-Mix mit dem Namen LISIS Vital-Frühstück, welcher in meinem Online-Shop: *www.elisabethpolster.at* erhältlich ist. Er sollte vor allem gut schmecken, einfach und schnell zuzubereiten sein, viele Vitalstoffe liefern, zuckerfrei sein und mich für mindestens vier Stunden satt machen. Wie ich Ihnen empfohlen habe, sollten wir uns vor allem abends bei den Sättigungsbeilagen nobel zurückhalten. Morgens können wir ohne Scham unserer Lust nach Kohlenhydraten freien Lauf lassen. Mit *komplexen*, also »guten« Kohlenhydraten, begleitet von hochwertigem Eiweiß und Fett sowie vielen Vitalstoffen, führen wir uns wertvolle Energie zu.

Mein *LISIS Vital-Frühstück* erfüllt für mich alle diese Wünsche. Buchweizen, Hirse und Amaranth liefern die gesunden Kohlenhydrate und viele Mineralstoffe, und das auch noch ohne Gluten, also Klebereiweiß, welches für viele Menschen schwer verdaulich ist. Leinsamen und Flohsamenschalen verwöhnen unseren Darm mit Ballaststoffen, getrocknete Elsbeeren und Marillen protzen mit Vitaminen und sekundären Pflanzenstoffen. Sonnenblumenkerne und Walnüsse bringen wertvolle und sättigende Fettsäuren und das Edelkastanienmehl mit seinem süßlich-nussigen Geschmack sorgt bei meiner *Frühstücks-Love-Story* für ein Happy End. Natürlich sind alle Zutaten in Bio-Qualität. Vermengen Sie es mit Milch oder wenn Sie sich vegan ernähren, mit Getreide-, Mandel-, Reis-, Kokos oder Sojamilch und dann einfach genießen. Wenn Sie es etwas raffinierter mögen, finden Sie im Kapitel *LISIS Vital-Rezepte* Vorschläge für die Zubereitung.

Was Sie bei allen Varianten finden werden, ist Topfen mit Leinöl – ein tägliches Must-have, welches ich Ihnen ans Herz legen möchte. Der Grund: Topfen liefert uns lebensnotwendige, stickstoffhaltige Aminosäuren. Das Leinöl essentielle Omega-3-Fettsäuren. Gemeinsam bilden sie ein unschlagbares Team, da sie eine wasserlösliche Verbindung eingehen und so in unsere Zellen gelangen können. Dies hat positive Auswirkungen auf unseren Wasser-, Enzym- und Hormonhaushalt. Bekannt als Öl-Eiweiß-Kost wurde diese von der deutschen Wissenschafterin Dr. Johanna Budwig entwickelt und gilt schon lange als Heilmittel bei ernsthaften Erkrankungen. In der Naturheilkunde steht die Öl-Eiweiß-Kost auch für ein effektives Stärkungsmittel, um geschwächte Nebennieren zu regenerieren und trägt dazu bei, einen Mangel an Omega-3-Fettsäuren zu beheben.

Ich gönne mir daher täglich ein bis zwei Esslöffel Topfen mit einem Esslöffel Leinöl und integriere es am liebsten in mein Vital-Frühstück. Sollten Sie es lieber pikant mögen, können Sie die Topfen-Leinöl-Mischung auch mit Kräutern und Gewürzen verfeinern und als Brotaufstrich verwenden. Mit Obst kombiniert oder als Tsatsiki ist sie ebenfalls ein Gaumenschmaus.

Bewusst mit Genuss

Zeit nehmen fürs Kochen, Zeit nehmen fürs Essen, Zeit nehmen fürs Genießen! So einfach und doch so schwer in unserer schnelllebigen, modernen Welt. Wir arbeiten den ganzen Tag, geben unser Bestes, kümmern uns um Kinder und Haushalt, aber um das Wichtigste, nämlich um *uns*, sorgen wir uns kaum.

Viele Menschen buchen einmal im Jahr einen zweiwöchigen Fasten-Urlaub oder einen Entspannungsworkshop. Wir erhoffen uns dadurch *die* Regeneration für den Körper von einem einjährigen stressigen Alltag und dass alles anders wird, wenn wir zurückkehren. Doch das Gegenteil ist der Fall, das berühmte Hamsterrad wartet schon freudig auf uns und der Stress geht von vorne los. Auch weil wir ihn zulassen, keine Prioritäten und Grenzen setzen. Fürs Kochen, genussvoll und in Ruhe zu essen, bleibt kaum Zeit.

Für die meisten von uns ist das Kochen bzw. Zubereiten von Mahlzeiten ein lästiges Übel, eine zusätzliche Arbeit, die wir verrichten müssen. Ich höre oft Sätze wie: »Ich *muss* heute noch etwas kochen.« Die wenigsten freuen sich, nach Hause zu kommen und Zeit in die Essenszubereitung zu investieren. Dabei ist alles eine Frage der Einstellung, Sichtweise und unserer Gefühle. Unsere knapp bemessene Zeit bringt es leider mit, dass alles berechnet und analysiert wird. Am besten mit Studien unterlegt und wissenschaftlich bewiesen. Unsere Lebensmittel werden auf ihre Inhaltsstoffe untersucht und reduziert auf Kalorien und den glykämischen Index. Die Gefühlsebene spielt heute häufig eine untergeordnete Rolle. Dabei kann Ernährung uns so viel Gutes tun. Ja, ich bin sogar überzeugt, dass das richtige Essen uns glücklich machen kann. Dazu ist es aber notwendig, unserer Nahrung ernstgemeinte Aufmerksamkeit zu schenken und sie nicht ständig anhand von irgendwelchen Tabellen zu vergleichen.

Prioritäten setzen! Wie wäre es, wenn Sie sich mit Hingabe und Freude an den Herd stellen und etwas Leckeres für sich, die Familie oder auch für Freunde zu kochen? Am besten gemeinsam, geteilte Freude ist doppelte Freude. Das kann eine einfache Gemüsesuppe sein, nichts Aufwendiges. Orientieren Sie sich dabei ausschließlich auf das Zubereiten von natürlichen, nicht verarbeiteten Lebensmittel. So wie es unsere Omas gemacht haben: regional, saisonal, biologisch. Haben Sie sich schon einmal gefragt, warum es bei Mama oder Oma immer so gut geschmeckt hat? Ich glaube, sie haben mit Hingabe und Liebe gekocht. Diese positive Energie spüren wir einfach. Also warum nicht zurück zu den Anfängen? Einfache, dafür aber selbst zubereitete Gerichte für Ihr Wohlbefinden und Ihr Glück? Nehmen Sie sich eine halbe bis eine Stunde pro Tag Zeit. Zeit für sich, Zeit für eine Mahlzeit, die Sie wirklich nährt, die Ihnen ein gutes Gefühl gibt und Sie energetisch auflädt. Vielleicht haben Sie selbst Ideen für einfache, nährende und schmackhafte Gerichte.

Zu Ihrer Inspiration finden Sie unter *LISIS Vital-Rezepte* einige Anregungen, und wenn es ein bisschen mehr sein darf, dann besuchen Sie einfach meine Website: *www.elisabethpolster.at*

Lisis Vital-Rezepte – Highlights meiner schnellen schlanken Küche

Ich liebe es, schnelle und gesunde Rezepte zu entwickeln, die ein Aha- und ein Mmmmhhh-Erlebnis auslösen. Alle Rezepte, die ich Ihnen auf den folgenden Seiten präsentiere, haben von mir die Auszeichnung *Gaumen-Feuerwerk* erhalten.
Viel Freude beim Ausprobieren und Genießen!

Frühstück für jeden Gaumen und einen vitalen Start in den Tag

LISIS Vital-Frühstück mit Zwetschkenröster

Zutaten für 1 Portion:
2–4 gehäufte EL LISIS Vital-Frühstück oder einer Müslimischung Ihrer Wahl
ca. 250 ml Wasser, Milch, Getreide-, Mandel-, Reis-, Kokos- oder Sojamilch
1–2 EL Topfen

150 g Zwetschken
1 EL Leinöl
1 TL Ahornsirup oder Honig zum Süßen (nur bei Bedarf)
Zimt

Zubereitung:
1. Zwetschken waschen, entkernen, in Spalten schneiden und in einem Topf mit 1 EL Wasser weich dünsten.
2. LISIS Vital-Frühstück mit kochendem Wasser oder Milchprodukt übergießen und 5 Minuten quellen lassen.
3. Topfen mit Leinöl anrühren und unterheben.
4. Das fertige Müsli in einen Teller geben, den etwas ausgekühlten Zwetschkenröster mit Zimt bestreuen und auf dem Müsli servieren.

LISIS Vital-Frühstück Apfel/Banane/Weintraube

Zutaten für 1 Portion:
2–4 gehäufte EL LISIS Vital-Frühstück oder einer Müslimischung Ihrer Wahl
ca. 250 ml Wasser, Milch, Getreide-, Mandel-, Reis-, Kokos- oder Sojamilch
1 Apfel
ein kleines Stück zerdrückte Banane
eine Handvoll rote Weintrauben
1 EL Topfen
1 EL Leinöl
Walnüsse
Zimt

Zubereitung:

1. LISIS Vital-Frühstück mit kochendem Wasser oder Milchprodukt übergießen und 5 Minuten quellen lassen. Immer wieder umrühren.

2. Den ungeschälten Apfel in Würfel schneiden oder raspeln, Topfen mit Leinöl verrühren und mit der Banane unter das noch lauwarme Müsli heben.

3. Das fertige Müsli in einen Teller geben, mit Zimt bestreuen. Mit etwas Walnüssen und Weintrauben dekorieren.

Sojamilchreis mit ungesüßtem Apfelmus

Zutaten für 2 Portionen:

4 süße Äpfel
1 EL Zitronensaft
100 g Rundkornreis natur
200 ml Wasser
100 ml Sojamilch ohne Zuckerzusatz
10 Stück Walnüsse gehackt
5 Stück getrocknete Zwetschken in kleine Würfel geschnitten
1 EL Agavendicksaft
Zimt (gemahlen)

Zubereitung:

1. Reis mit Wasser ca. 40 Minuten in einem zugedeckten Topf bei mittlerer Hitze gar kochen. (Den Reis können Sie selbstverständlich auch am Vortag kochen, damit es morgens schneller geht.)

2. In der Zwischenzeit Äpfel schälen, Kerngehäuse entfernen, in große Würfel schneiden und mit 1 EL Wasser ca. 5 Minuten weich dünsten. Etwas auskühlen lassen,

Zitronensaft hinzufügen und mit einem Stabmixer zu Mus pürieren.

3. Wenn der Reis gegart ist und alles Wasser aufgenommen hat, nehmen Sie den Topf vom Herd und fügen dem Reis die Sojamilch, die gehackten Walnüsse, die getrockneten und klein geschnittenen Zwetschken und den Agavendicksaft hinzu.

4. Zu guter Letzt, schichten Sie den Sojamilchreis abwechselnd mit dem Apfelmus in 2 Gläser und bestäuben ihn mit Zimt.

Topfen-Erdbeer-Fruchtaufstrich

Zutaten für 1 Portion:
10 dag Erdbeeren
2 EL Magertopfen
2 TL Ahornsirup
gehackte Pistazien

Zubereitung:
1. Erdbeeren putzen, waschen, trocken tupfen und mit einer Gabel zerdrücken. Mit Topfen und Ahornsirup vermengen.

2. Fruchtaufstrich großzügig auf Vollkorn-Knäckebrot streichen und mit gehackten Pistazien bestreuen.

3. Statt Erdbeeren eignen sich ebenso Himbeeren, Brombeeren oder Heidelbeeren.

Sultans Freude

Zutaten für 4 Portionen:
250 g Ricotta
1 TL Kreuzkümmel
1 TL Curry
1 Knoblauchzehe
15 entsteinte, getrocknete Datteln oder Feigen
1 Prise Salz

Zubereitung:
1. Knoblauch schälen, durch die Knoblauchpresse drücken, die Trockenfrüchte in kleine Würfel schneiden und mit den übrigen Zutaten vermengen.
3. Den fertigen Aufstrich in einer Schale zu Vollkorn- oder Knäckebrot servieren.

Avocadoaufstrich

Zutaten für 4 Portionen:
2 reife Avocados
2 Knoblauchzehen
1 TL Olivenöl
1 TL Zitronensaft
1 EL gehackten, frischen Koriander
etwas Salz und Chili

Zubereitung:
1. Avocado halbieren, schälen, vom Kern befreien, mit einer Gabel zerdrücken und salzen.
2. Knoblauch schälen, durch die Knoblauchpresse drücken und mit der Avocado, dem Olivenöl, Chili und Zitronensaft vermengen.
3. Den fertigen Aufstrich mit Koriander bestreuen und zu Dinkelvollkornbrot oder Vollkorn-Knäckebrot servieren.

Eierspeise mit rotem Paprika, Rucola, Trüffelöl und gerösteten Pinienkernen

Zutaten für 4 Portionen:
8 Eier
1 großer roter Paprika
2 Handvoll Rucola
2 EL Pinienkerne
Trüffelöl
Steinsalz
Bunter Pfeffer aus der Mühle
1 EL Kokosöl
Vollkorn-Knäckebrot

Zubereitung:
1. Die Eier in eine Schüssel schlagen, salzen, pfeffern und mit einer Gabel kräftig vermengen.
2. Pinienkerne in einer beschichteten Pfanne ohne Fett anrösten. Paprika entkernen, in kleine Würfel oder Streifen schneiden.
3. Eine beschichtete Pfanne erhitzen, Kokosöl hinzu, Paprika darin ein wenig anrösten. Die Ei-Masse in die Pfanne gießen und etwas stocken lassen, umrühren.
4. Die fertige Eierspeise auf vier Teller anrichten. Mit Trüffelöl beträufeln. Mit Rucola und Pinienkernen bestreuen.
5. Dazu reichen Sie Vollkorn-Knäckebrot.

Kräuter-Tofuaufstrich

Zutaten für 4 Portionen:
200 g Tofu natur
2 EL Schafsfrischkäse (z. B. Schafsgupferl)
1 Bund Schnittlauch
1 Knoblauchzehe
1 TL Kräutersalz

Zubereitung:
1. Tofu mit Frischkäse, Kräutersalz und der Knoblauchzehe in der Küchenmaschine fein pürieren, bis eine Creme entstanden ist.
2. Schnittlauch klein schneiden. 1 EL beiseitegeben, den Rest unter die fertige Creme heben, in eine Schale füllen und mit dem restlichen Schnittlauch bestreuen. Dazu reichen Sie Vollkorn- oder Knäckebrot.

Thunfischcreme

Zutaten für 4 Portionen:
250 g Ricotta
130 g Thunfisch aus der Dose
1 TL Schnittlauch
Salz und Pfeffer

Zubereitung:
1. Thunfisch abtropfen lassen, mit Ricotta, Salz und Pfeffer in einer Rührschüssel mit einem Schneebesen vermengen.
2. Die fertige Creme in eine Schale füllen und mit gehacktem Schnittlauch bestreuen. Dazu reichen Sie Vollkorn- oder Knäckebrot.

Eierspeise mit Mozzarella und Prosciutto di San Daniele

Zutaten für 4 Portionen:
8 Eier
1 Kugel Mozzarella
10 dag Prosciutto di San Daniele
Steinsalz
Bunter Pfeffer aus der Mühle
1 EL Olivenöl oder Ghee (Butterschmalz)
8 Baslikumblätter
4 Tomaten
Vollkorn-Knäckebrot

Zubereitung:
1. Die Eier in eine Schüssel schlagen, salzen, pfeffern und mit einer Gabel kräftig vermengen.
2. Mozzarella in Würfel, Tomaten in Achtel schneiden.
3. Eine beschichtete Pfanne erhitzen, Olivenöl oder Butterschmalz hinzu, die Ei-Masse in die Pfanne gießen, mit dem Mozzarella bestreuen und etwas stocken lassen, umrühren.
4. Die fertige Eierspeise auf vier Teller anrichten, mit dem Prosciutto belegen, mit den Basilikumblättern und mit den Tomatenstücken garnieren.
5. Dazu reichen Sie Vollkorn-Knäckebrot.

Manouri mit Tomaten, Chili und Leinöl

Zutaten für 4 Portionen:
250 g Manouri (Schafskäse) oder Fetakäse
8 Kirschtomaten
2 EL Leinöl
etwas Chili-Gewürzsalz aus der Mühle

Zubereitung:
1. Manouri in Streifen schneiden und auf einen flachen Teller legen.
2. Tomaten waschen, trocknen, vom Stielansatz befreien, in Viertel schneiden und ebenfalls auf den Teller legen.
3. Manouri mit Chili würzen und alles mit Leinöl beträufeln.
4. Dazu passt Vollkorn- oder Knäckebrot.

Hallo-Morgen-Shake

Zutaten für 2 Portionen:
Saft von 2 Orangen
1 Banane
300 ml reine Buttermilch
2 EL feine Haferflocken
2 TL Leinöl
1 TL Honig oder Ahornsirup zum Süßen (nur nach Bedarf)
Zimt

Zubereitung:
1. Alle Zutaten bis auf das Leinöl in einen Standmixer geben und mixen.
2. Wenn Sie den Shake etwas flüssiger wollen, einfach etwas Wasser dazugeben.
3. Den Shake in zwei Gläser füllen, jeweils 1 TL Leinöl unterrühren, mit Zimt bestreuen und servieren.

Kokos-Birne-Vital-Shake

Zutaten für 2 Portionen:
2 Karotten
2 Birnen
400 ml Kokoswasser
2 EL Topfen
2 EL Buchweizenflocken
2 TL Leinöl
1 TL Honig oder Ahornsirup zum Süßen (nur nach Bedarf)
Zimt

Zubereitung:
1. Topfen und Leinöl vermengen.
2. Alle Zutaten bis auf die Topfen-Leinöl-Mischung in einen Standmixer geben und mixen.
3. Die Topfen-Leinöl-Mischung auf niedrigster Stufe kurz untermengen. Den Shake in zwei Gläser füllen, mit Zimt bestreuen und servieren.

Essgenuss & Lebensfreude
für Mittag und Abend

Gemischter Salat mit Austernpilzen

Zutaten für 4 Portionen:
1 kleiner Chinakohl
1 Kopfsalat
100 g Bio-Rucola (gewaschen, essfertig)
400 g Austernpilze
4 Cherry-Tomaten
12 schwarze Oliven
400 g Feta
3 EL Olivenöl
1 EL Zitronensaft
1 Knoblauchzehe
Salz, bunter Pfeffer aus der Mühle

Zubereitung:
1. Chinakohl- und Kopfsalatblätter vom Strunk ablösen, unter kaltem Wasser waschen, trocken schütteln und anschließend in mundgerechte Stücke schneiden.
2. Die Tomaten waschen, Stielansätze entfernen und halbieren. Den Feta in Scheiben schneiden.
3. Die Austernpilze putzen, größere Pilze etwas zerkleinern. In einer Pfanne in 1 EL Olivenöl einige Minuten anbraten, mit Salz und Pfeffer würzen.
4. Für das Dressing den Knoblauch schälen und durch eine Presse drücken, mit dem Olivenöl, Zitronensaft, Salz und Pfeffer verrühren.
5. Chinakohl, Kopfsalat und Rucola mit dem Dressing vermischen, auf vier Teller anrichten. Die Austernpilze auf dem Salat verteilen, Feta dazugeben und mit den Tomaten und den Oliven dekorieren.

Avocado-Tomatensalat mit Lachs
und Zitronen-Olivenöldressing

Zutaten für 4 Portionen:
2 Avocados
5 mittelgroße Tomaten
½ Bund Frühlingszwiebeln
4 Stängel Petersilie
4 Lachsfilets à ca. 150 g
6 EL Olivenöl
Saft von 1 Zitrone
Salz und ev. bunten Pfeffer aus der Mühle

Zubereitung:
1. Avocado halbieren, schälen, vom Kern befreien und in Würfel schneiden.
2. Frühlingszwiebeln waschen und in Ringe schneiden. Tomaten waschen, Stielansätze entfernen und in Würfel schneiden. Petersilie waschen und trocken schütteln. Blätter von den Stielen zupfen und fein hacken.
3. Alle Zutaten in eine Salatschüssel geben, mit 4 EL Olivenöl und dem Zitronensaft vermengen, mit Salz und ev. Pfeffer würzen und etwas durchziehen lassen.
4. Das restliche Öl in einer Pfanne erhitzen und die Lachsfilets, welche man vorher salzt und pfeffert, auf beiden Seiten braten.
5. Die Salatzutaten auf vier Teller verteilen, die Lachsfilets darauf platzieren und servieren.

Lisis Vital-Rezepte – Highlights meiner schnellen schlanken Küche

Salat-Genuss für Frühlings-Gefühle

Zutaten für 4 Portionen:
2 rote Paprikaschoten
2 Zucchini
400 g Büffel-Mozzarella
Etwas Basilikum
4 EL Olivenöl
2 EL Zitronensaft
1 Knoblauchzehe geschält
1 kl. Stück geschälten Ingwer
Stein-Salz

Zubereitung:
1. Zucchini in dünne Scheiben schneiden. Mit Salz bestreut eine halbe Stunde stehen lassen. Dabei den Teller schräg stellen, damit die sich bildende Flüssigkeit gleich abfließen kann. Die Zucchinischeiben mit Küchenpapier sorgfältig trocken tupfen.
2. Paprikaschoten halbieren, Kerne entfernen und flach drücken. Unter dem vorgeheizten Grill bei 275°C ca. 10 Minuten rösten, bis sie dunkelbraun sind und die Schale sich in großen Blasen abhebt.
3. Die Schoten mit einem kalten, feuchten Tuch abgedeckt etwas abkühlen lassen. Haut abziehen. Das Fruchtfleisch in breite Streifen schneiden.
4. Öl in einer tiefen Pfanne erhitzen und die Zucchini-Scheiben darin goldgelb frittieren. Auf Küchenpapier abtropfen lassen.
5. Für das Dressing: Ingwer und Knoblauch durch die Knoblauchpresse drücken. Mit Olivenöl, Zitronensaft und Salz gut vermengen.
6. Das Gemüse mit dem in Scheiben geschnittenen Büffel-Mozzarella übereinanderschichten, mit dem Dressing beträufeln und mit Basilikum dekorieren.

Linsen-Gemüse-Salat

Zutaten für 4 Portionen:
500 g braune Linsen
5 Tomaten
5 Radieschen
1 gelben Paprika
2 Karotten
3 Frühlingszwiebeln
½ Bund Petersilie
4 Handvoll Rucola
2 EL Olivenöl, 2 EL Balsamicoessig weiß
1 TL Dijonsenf, Salz, Pfeffer

Zubereitung:
1. Linsen waschen und über Nacht in kaltem Wasser einweichen. Am nächsten Tag in einem Topf, knapp mit Wasser bedeckt, gut 1 Stunde gar kochen, abtropfen lassen. Für Eilige: gekochte Linsen aus der Dose verwenden, diese gibt man einfach nur in ein Sieb und wäscht sie mit klarem Wasser ab.
2. Gemüse waschen. Tomaten und Paprika von den Stielansätzen befreien, entkernen und würfelig schneiden. Karotten schälen und zusammen mit den Radieschen ebenfalls in Würfel schneiden.
3. Frühlingszwiebeln putzen, waschen und in Ringe schneiden. Petersilie waschen und trocken schütteln. Blätter von den Stielen zupfen und fein hacken.
4. Linsen und das vorbereitete Gemüse gut mischen, Petersilie dazugeben. Aus Olivenöl, Balsamicoessig, Dijonsenf, Salz und Pfeffer ein Dressing rühren, über den Salat geben und gut untermischen. Den Linsen-Gemüse-Salat auf Rucola anrichten.
5. Linsen sollten erst nach dem Kochen gesalzen werden, da sie sonst nicht weich werden.

Marinierte Lammlachse auf lauwarmem Karfiolsalat

Zutaten für 4 Portionen:
1 großer Karfiol
600 g Lammlachse
5 EL Olivenöl
2 EL Zitronensaft
2 Knoblauchzehen
½ Bd. Petersilie
Salz, Pfeffer
1 EL Thymian

Zubereitung:
1. Für die Marinade: Knoblauch schälen und durch die Presse drücken, mit Salz, Pfeffer, Thymian und 2 EL Olivenöl verrühren.
2. Lammlachse von den Sehnen befreien, salzen, pfeffern und mit der Marinade bestreichen.
3. Vom Karfiol den Strunk abschneiden, in Röschen zerteilen und waschen. In einem Kochtopf mit leicht gesalzenem Wasser die Karfiolröschen bissfest kochen und abseihen.
4. Petersilie waschen und trocken schütteln. Blätter von den Stielen zupfen und fein hacken. Mit 3 EL Olivenöl, Zitronensaft, Salz und Pfeffer zum Karfiol geben und gut vermengen.
5. Lammlachse in einer beschichteten Pfanne auf beiden Seiten scharf anbraten. Dann die Hitze reduzieren und bis zum gewünschten Garungsgrad braten.
6. Den lauwarmen Karfiolsalat auf 4 Teller verteilen, die Lammlachse darauf setzen und servieren.

Rucolasalat mit Feigen, Tomaten und Mozzarella

Zutaten für 4 Portionen:
250 g Rucola (gewaschen, essfertig)
8 Cherry-Tomaten
4 Feigen
250 g Mozzarella
1 rote Zwiebel
4 EL Olivenöl
2 EL Zitronensaft
Meersalz, bunter Pfeffer aus der Mühle
1 TL Agavendicksaft

Zubereitung:
1. Die Tomaten waschen, Stielansätze entfernen und vierteln. Die Feigen waschen, die Enden abschneiden und achteln.
2. Den Mozzarella abtropfen lassen und in 1 cm dicke Scheiben schneiden. Die Zwiebel schälen und in feine Ringe schneiden.
3. Für das Dressing Olivenöl, Zitronensaft, Salz, Pfeffer und Agavendicksaft verrühren.
4. Den Rucola auf vier Teller anrichten, mit Tomaten, Mozzarella, Feigen und den Zwiebelringen belegen und mit dem Dressing beträufeln.

Herbstlicher Salat mit Weintrauben und Walnusskernen

Zutaten für 4 Portionen:
500 g gemischte Salatblätter (z.B. Eichblattsalat, Lollo Rosso, Frisée, Radicchio)
100 g blaue Weintrauben
100 g grüne Weintrauben
3 EL naturtrüben Apfelessig
2 EL Olivenöl
3 EL Walnussöl
1 TL Agavendicksaft
20 Stück Walnusskerne
100 g Parmesanspäne
Salz, bunter Pfeffer aus der Mühle

Zubereitung:
1. Die Salatblätter vom Strunk ablösen, unter kaltem Wasser waschen, trocken schütteln und anschließend in mundgerechte Stücke schneiden.
2. Die Trauben waschen, von den Rispen zupfen und halbieren.
3. Für das Dressing Apfelessig mit Agavendicksaft, Salz und Pfeffer verrühren. Mit einem Schneebesen die beiden Ölsorten nach und nach unterschlagen.
4. Die Walnusskerne in einer beschichteten Pfanne ohne Fett rösten. Die Salatblätter mit dem Dressing vermischen und auf vier Teller verteilen. Mit den Trauben, den Walnusskernen und den Parmesanspänen dekorieren.

Papaya-Avocadosalat mit Limetten-Ingwerdressing

Zutaten für 4 Portionen:
2 reife Avocados
1 große Papaya
Saft von 2 Limetten
2 EL Olivenöl
1 daumengroßes Stück Ingwer
Salz, bunter Pfeffer aus der Mühle

Zubereitung:
1. Avocado halbieren, schälen, vom Kern befreien in Scheiben schneiden. Die Papaya ebenfalls halbieren, von den Kernen befreien und in Scheiben schneiden.
2. Ingwer schälen, durch die Knoblauchpresse drücken mit dem Saft der Limetten, dem Olivenöl, Salz und Pfeffer zu einem Dressing rühren.
3. Avocado- und Papayastreifen auf vier Teller anrichten und mit dem Dressing überziehen. Wenn man den Salat nicht als Vorspeise isst, so kann man ihn auch mit gebratenem Huhn, Pute, Rind, Fisch oder Meeresfrüchten kombinieren.

Brokkolicremesuppe mit Mozzarella

Zutaten für 4 Portionen:
500 g Brokkoliröschen, frisch (oder tiefgekühlt)
1 große Zwiebel
1 KL Gemüsebrühe ohne Geschmacksverstärker
Salz
2 EL Ricotta
250 g Mozzarella minis

Zubereitung:
1. Zwiebel schälen, achteln und gemeinsam mit der Gemüsebrühe, etwas Salz und den Brokkoliröschen in einen passenden Topf geben.
2. Nun so viel Wasser hinzufügen, dass das Gemüse gerade eben bedeckt ist und zum Kochen bringen. Nach ca. 15 Minuten die Suppe vom Herd nehmen, den Ricotta hinzufügen und mit einem Stabmixer pürieren.
3. Die Suppe abschmecken, auf vier Teller verteilen und mit den Mozzarella minis belegen.

Karfiolcremesuppe mit geröstetem Halloumi

Zutaten für 4 Portionen:
500 g Karfiolröschen, frisch (oder tiefgekühlt)
1 große Zwiebel
1 KL Gemüsebrühe ohne Geschmacksverstärker
Salz
250 g Halloumi (zypriotischer Grill- und Bratkäse)
1 EL gehackte Petersilie
1 EL Rapsöl

Zubereitung:
1. Zwiebel schälen, achteln und gemeinsam mit der Gemüsebrühe, etwas Salz und den Karfiolröschen in einen passenden Topf geben.
2. Nun so viel Wasser hinzufügen, dass das Gemüse gerade eben bedeckt ist und zum Kochen bringen. Nach ca. 15 Minuten die Suppe vom Herd nehmen und mit einem Stabmixer pürieren.
3. Den Halloumi in Würfel schneiden und im Rapsöl knusprig braten.
4. Die Suppe abschmecken, auf vier Teller verteilen, mit Petersilie bestreuen und mit den Käsewürfeln belegen.

Karottencremesuppe mit gebratenen Knoblauchgarnelen

Zutaten für 4 Portionen:
500 g Karotten
1 große Zwiebel
1 TL Gemüsebrühe ohne Geschmacksverstärker
2 EL Ricotta
250 g Garnelen (geschält, entdarmt)
3 Knoblauchzehen (geschält)
1 EL gehackte Petersilie
1 EL Rapsöl
Salz

Zubereitung:
1. Zwiebel schälen, achteln. Karotten waschen, schälen, in Stücke schneiden und gemeinsam mit der Gemüsebrühe und etwas Salz in einen passenden Topf geben.
2. Nun so viel Wasser hinzufügen, dass das Gemüse gerade eben bedeckt ist und zum Kochen bringen. Nach ca. 15 Minuten die Suppe vom Herd nehmen, den Ricotta hinzufügen und mit einem Stabmixer pürieren.
3. Den Knoblauch durch eine Knoblauchpresse drücken und gemeinsam mit dem Rapsöl die Garnelen damit marinieren und in einer beschichteten Pfanne anbraten. Gegen Ende der Garzeit etwas salzen.
4. Die Suppe abschmecken, auf vier Teller verteilen mit etwas Petersilie verzieren und mit den Garnelen belegen.

Zucchinicremesuppe mit Räucherlachs

Zutaten für 4 Portionen:
½ Kilo Zucchini
1 große Zwiebel
1 TL Gemüsebrühe ohne Geschmacksverstärker
Salz
2 EL Ricotta
200 g Räucherlachs

Zubereitung:
1. Zucchini waschen, in große Würfel schneiden. Zwiebel schälen, achteln und gemeinsam mit der Gemüsebrühe, etwas Salz und den Zucchini in einen passenden Topf geben.
2. Nun so viel Wasser hinzufügen, dass das Gemüse gerade eben bedeckt ist und zum Kochen bringen. Nach ca. 15 Minuten die Suppe vom Herd nehmen, den Ricotta hinzufügen und mit einem Stabmixer pürieren.
3. Die Suppe abschmecken, auf vier Teller verteilen und mit dem geräucherten Lachs belegen.

Butternusskürbiseintopf mit Zucchini und Tofu

Zutaten für 4 Portionen:
1 Butternusskürbis
400 g Zucchini
200 g geräucherten Tofu
1 große Zwiebel
2 Knoblauchzehen
2 EL Paprikapulver edelsüß
1 EL Majoran, Salz
1 Liter Gemüsebrühe ohne Geschmacksverstärker
1 EL Rapsöl

Zubereitung:
1. Kürbis waschen, in zwei Hälften schneiden, die Kerne mit einem Löffel entfernen, zur Seite geben und den Kürbis in große Würfel schneiden.
2. Die Zwiebel schälen, in Würfel schneiden und in Rapsöl glasig anschwitzen. Kürbiswürfel hinzufügen, mit Salz, Paprikapulver, Majoran und dem geschälten und durch die Presse gedrückten Knoblauch würzen. Mit der Gemüsebrühe aufgießen, zum Kochen bringen und ca. 10 Minuten köcheln lassen.
3. In der Zwischenzeit Zucchini waschen, Enden abschneiden und in kleine Würfel schneiden. Tofu abgießen und ebenfalls in kleine Würfel schneiden.
4. Die Hälfte der Kürbisstücke aus dem Topf heben und den restlichen Inhalt mit einem Stabmixer pürieren. So erhält man eine sämige Konsistenz. Kürbisstücke gemeinsam mit dem Tofu und den Zucchiniwürfeln dem Eintopf hinzufügen und weitere 5 Minuten köcheln lassen, nochmals abschmecken.
5. Zu guter Letzt können Sie die Kürbiskerne mit etwas Salz in Öl knusprig braten und über den Eintopf streuen oder einfach so knabbern.

Geschnetzeltes vom Rindslungenbraten mit Champignons und Süßkartoffelpüree

Zutaten für 4 Portionen:
500 g Rindslungenbraten
1 kg Champignons gesäubert
500 g Süßkartoffeln
1 Zwiebel
1 Knoblauchzehe
1 TL Gemüsebrühe ohne Geschmacksverstärker
½ Bund Petersilie gehackt
1–2 EL Tamarisoße
1 EL Olivenöl
Salz, Pfeffer, Chili

Zubereitung:
1. Knoblauch schälen, durch eine Knoblauchpresse drücken, mit Tamarisoße, Pfeffer und Chili vermengen. Den Rindslungenbraten in Streifen schneiden, mit der Soße marinieren und zur Seite stellen.
2. Die Süßkartoffeln schälen, in große Würfel schneiden. Die Zwiebel schälen und ebenfalls grob zerkleinern. Gemeinsam mit der Gemüsebrühe, etwas Salz und Wasser zum Kochen bringen. Nach ca. 10 Minuten Flüssigkeit in ein Gefäß abseihen. Die Süßkartoffeln pürieren, ev. Kochflüssigkeit hinzufügen für die richtige Konsistenz und abschmecken.
3. Die Champignons grob teilen und in 1 EL Öl anbraten, etwas salzen und herausnehmen.
4. Die marinierten Rinderfiletstreifen in der gleichen Pfanne scharf anbraten, die Champignons unterheben. Mit gehackter Petersilie bestreuen und mit dem Süßkartoffelpüree servieren.

Auberginenauflauf

Zutaten für 4 Portionen:
300 g Faschiertes vom Rind
800 g Auberginen
500 g passierte Tomaten
1 große Zwiebel
200 g Mozzarella
100 g Feta
2 TL Majoran
1 EL Olivenöl
Salz

Zubereitung:
1. Zwiebel schälen, in Würfel schneiden und in Öl leicht anbraten. Das Faschierte hinzufügen und ebenfalls anbraten.
2. Auberginen in Würfel schneiden. Zusammen mit den passierten Tomaten zum Faschierten geben, mit Salz und Majoran würzen.
3. Alles in eine feuerfeste Auflaufform füllen, mit dem in Würfel geschnittenen Mozzarella und Feta bestreuen und bei 200°C 30 Minuten im Ofen garen.
4. Dazu passt ein grüner Salat.

Curry-Bio-Hühnerfilet mit Ofen-Süßkartoffeln

Zutaten für 4 Portionen:
4 große Süßkartoffeln
4 Hühnerbrustfilet à ca. 150 g
2 Knoblauchzehen
2 EL Olivenöl
1 EL Currypulver

Salz, Pfeffer
2 EL Ricotta
¼ l Wasser

Zubereitung:
1. Süßkartoffeln waschen, schälen und in ca. 1 cm dicke Scheiben schneiden. Ein Backblech mit Backpapier belegen, Süßkartoffelscheiben von beiden Seiten mit Olivenöl bestreichen, darauf verteilen und salzen. Im Backofen bei 225°C Heißluft 25 Minuten braten.
2. Hühnerbrustfilet in große Stücke schneiden, in 1 EL Olivenöl in einer Pfanne anbraten, mit dem geschälten und zerdrückten Knoblauch sowie mit Salz, Pfeffer und Curry würzen. Mit dem Wasser aufgießen und 10 Minuten dünsten.
3. Am Ende der Garzeit den Ricotta hinzufügen und so lange dünsten, bis eine cremige Soße entstanden ist.
4. Die fertigen Süßkartoffelscheiben und das Hühner-Curry auf vier Teller anrichten. Dazu passt ein Vogerlsalat.

Hokkaido-Kürbis mit Hähnchenbrust

Zutaten für 4 Portionen:
1 Hokkaido-Kürbis
4 Hähnchenbrüste à ca. 150 g
1 EL Rapsöl
Salz, Pfeffer, Paprikapulver edelsüß, Majoran
1/8 L Wasser
1 TL Gemüsebrühe ohne Geschmacksverstärker

Zubereitung:

1. Kürbis waschen, in zwei Hälften schneiden, die Kerne mit einem Löffel entfernen. In großzügige Würfel schneiden. Der Hokkaido muss nicht geschält werden!

2. Das Wasser in einer tiefen, beschichteten Pfanne erhitzen, den Kürbis hinzufügen, mit Salz, Pfeffer, Majoran und Gemüsebrühe würzen und ca. 10 Minuten weich dünsten.

3. Die Hähnchenbrust mit Salz, Pfeffer und edelsüßem Paprikapulver würzen und mit Rapsöl in einer Pfanne auf beiden Seiten braten.

4. Das Kürbisgemüse auf vier Teller verteilen, die gebratene Hähnchenbrust darauf setzen und servieren.

Pastinaken-Karottengemüse mit Faschiertem vom Bio-Rind

Zutaten für 4 Portionen:
600 g Faschiertes vom Bio-Rind
1 große Zwiebel
500 g Karotten
500 g Pastinaken
1 große Zwiebel
2 Knoblauchzehen
wenig Butterschmalz
2 EL Olivenöl
2 EL Zitronensaft
1 TL Agavendicksaft
2 TL Thymian
Salz, Pfeffer

Zubereitung:

1. Die Pastinaken und Karotten schälen, der Länge nach je nach Größe halbieren oder vierteln. Gemüse in einer Auflaufform mit dem Olivenöl vermengen und ca. 30 Minuten bei 180°C im Ofen braten.

2. Zwiebel und Knoblauch schälen. Zwiebel in Würfel schneiden und in wenig Butterschmalz leicht anbraten. Den Knoblauch durch die Presse drücken, gemeinsam mit dem Faschierten zu den Zwiebeln geben, rösten und mit Salz und Pfeffer abschmecken.

3. Aus Zitronensaft, Agavendicksaft, Thymian, Salz und Pfeffer eine Marinade zubereiten und über das Gemüse gießen, durchrühren und noch einmal 15 Minuten im Rohr braten.

4. Gemüse und Faschiertes auf vier Teller anrichten, mit Thymian bestreuen und servieren.

Gebratenes Schollenfilet auf Karotten-Zucchinigemüse

Zutaten für 4 Portionen:
600 g Schollenfilet
500 g Zucchini
500 g Karotten
1 große Zwiebel
5 Knoblauchzehen
3 EL Olivenöl
2 TL getrockneten Thymian
Salz
1/8 l Wasser

Zubereitung:
1. Für das Gemüse Zucchini waschen, in Scheiben schneiden. Karotten waschen, schälen und ebenfalls in Scheiben schneiden.
2. Zwiebel und Knoblauch schälen. Zwiebel in Würfel, Knoblauch in Scheiben schneiden und in 1 EL Öl leicht anbraten. Das vorbereitete Gemüse hinzufügen, mit Salz und Thymian würzen, mit dem Wasser aufgießen und ca. 10 Minuten dünsten
3. Schollenfilets trocken tupfen, salzen. In 2 EL Öl beidseitig braten. Aus der Pfanne nehmen und mit dem Zucchini-Karottengemüse anrichten.

Jakobsmuscheln auf Brokkolipüree

Zutaten für 4 Portionen:
16 Stk. Jakobsmuscheln
1 kg Brokkoli
2 Knoblauchzehen geschält
Wenig Butterschmalz oder Olivenöl
Salz, Pfeffer, Chili

Zubereitung:
1. Brokkoli putzen, waschen und in Röschen teilen. Salzwasser zum Kochen bringen. Brokkoli und Knoblauch gar kochen.
2. Das Gemüse abseihen, ein wenig Flüssigkeit aufheben, falls das Püree nicht die gewünschte Konsistenz hat und mit einem Stabmixer pürieren. Mit Salz und Pfeffer abschmecken.
3. Die Jakobsmuscheln mit Salz, Pfeffer, Chili würzen und in wenig Butterschmalz oder Olivenöl langsam anbraten.
4. Brokkolipüree auf vier Teller anrichten und die Jakobsmuscheln darauf anrichten.

Gebratenes Lachsfilet auf buntem Gemüse und Salat

Zutaten für 4 Portionen:
1 Kopfsalat
4 Handvoll Rucola
1 rote Paprikaschote
½ Salatgurke
1 große Zwiebel
2 kleine Zucchini
12 grüne Oliven
4 Lachsfilets à ca. 150 g
6 EL Olivenöl
2 EL Zitronensaft
Salz und Pfeffer

Zubereitung:
1. Rucola und Kopfsalat waschen, trocken schleudern und zerkleinern. Die Paprikaschote halbieren, von den Kernen und weißen Trennwänden befreien. Paprika, Zucchini und Gurke waschen. Paprika in Streifen, Zucchini und Gurke in Würfel schneiden. Zwiebel schälen und ebenfalls würfelig schneiden.
2. In einer kleinen Schüssel 4 EL Olivenöl, Zitronensaft, Salz und Pfeffer zu einer Vinaigrette verrühren.
3. 1 EL Öl in einer Pfanne erhitzen und das Gemüse darin anbraten. Etwas salzen.
4. Das restliche Öl in einer Pfanne erhitzen und das Lachsfilet, welches man vorher salzt und pfeffert, auf beiden Seiten anbraten.
5. Rucola, Kopfsalat, Oliven und das gebratene Gemüse in einer großen Schüssel vorsichtig vermengen. Alles auf vier Teller verteilen, mit der Vinaigrette beträufeln, das Lachsfilet darauf platzieren und servieren.

Pastinaken-Püree mit Bio-Karpfenfilet

Zutaten für 1 Portion:
150 g Bio-Karpfenfilet
250 g Pastinaken
1 Zwiebel grob gehackt
1 EL Sonnenblumenöl
¼ l Mandelmilch
1 Knoblauchzehe
1 kleines Stück frischen Ingwer
1 TL Gemüsebrühe ohne Geschmacksverstärker
etwas Petersilie gehackt
Salz, Pfeffer, Curry-Pulver

Zubereitung:
1. Pastinaken waschen, abtrocknen, in große Würfel schneiden. Mit der Zwiebel, der Gemüsebrühe, Salz und Wasser zum Kochen bringen. Nach ca. 10 Minuten abseihen, das Kochwasser auffangen. Das Gemüse mit dem Stabmixer pürieren und so viel Kochwasser dazugeben, bis Sie eine cremige Konsistenz erhalten.
2. Das Karpfenfilet salzen, pfeffern, auf beiden Seiten braten, aus der Pfanne nehmen und warm stellen.
3. Die Mandelmilch in die Pfanne gießen, Knoblauch und Ingwer durch die Knoblauchpresse drücken, in die Soße geben, mit Salz, Pfeffer und Curry würzen. Für eine cremige Konsistenz kann man die Soße vor dem Servieren mit dem Stabmixer pürieren.
4. Das Pastinaken-Püree, die Soße und den Karpfen am Teller anrichten und mit gehackter Petersilie bestreuen.

Gebratene Riesengarnelen auf Bataviasalat

Zutaten für 4 Portionen:
1 Bataviasalat
5 Tomaten
1 Avocado
1 gelben Paprika
½ Bund Frühlingszwiebeln
16 Stück Riesengarnelen
6 EL Olivenöl
2 EL Balsamicoessig weiß
1 daumengroßes Stück Ingwer
2 Stangen Zitronengras
1 Knoblauchzehe
Salz, Pfeffer aus der Mühle

Zubereitung:
1. Salat putzen, waschen und trocken schütteln. Die Blätter in mundgerechte Stücke zerteilen.
2. Gemüse waschen. Tomaten und Paprika von den Stielansätzen befreien und entkernen. Paprika in Würfel, Tomaten in Scheiben und die Frühlingszwiebeln in Ringe schneiden.
3. Avocado längs halbieren, entkernen, schälen und in Scheiben schneiden.
4. Ingwer und Knoblauch schälen, durch die Knoblauchpresse drücken und mit 4 EL Olivenöl, Balsamicoessig, Salz, Pfeffer und dem kleingehackten Zitronengras zu einem Dressing rühren. Salat und Gemüse mit dem Dressing vermischen.
5. Die Garnelen in einer Pfanne mit 2 EL Olivenöl anbraten, gegen Ende der Garzeit salzen und pfeffern. Den Salat auf vier Teller anrichten und mit den Garnelen belegen.

Zander auf Kohlrabigemüse und Paprikasoße

Zutaten für 4 Portionen:
500 g Zanderfilet
3 EL Rapsöl
1 Paprika rot
2 Knoblauchzehen
200 ml Gemüsebrühe ohne Geschmacksverstärker
125 g Sauerrahm
800 g Kohlrabi
Salz und Pfeffer

Zubereitung:
1. Für die Soße Paprika putzen und klein würfelig schneiden. Knoblauch schälen und durch die Knoblauchpresse drücken. Paprika und Knoblauch in 1 EL Rapsöl anschwitzen, mit der Gemüsebrühe ablöschen und ca. 10 Minuten köcheln. Sauerrahm einrühren und ca. 1 Minute köcheln. Soße beiseitestellen.
2. Zander trocken tupfen und eventuell vorhandene Gräten mit einer Pinzette auszupfen. Filets in vier gleich große Stücke schneiden, auf der Hautseite ein paarmal quer, nicht zu tief einschneiden, mit Salz und Pfeffer würzen.
3. Kohlrabi schälen und in Stifte schneiden, in Salzwasser bissfest kochen, abseihen, kalt abschrecken und abtropfen lassen, mit wenig Salz würzen und warm stellen.
3. 2 EL Öl in einer Pfanne erhitzen, Fischfilets mit der Hautseite nach unten einlegen und beidseitig braten. Parallel dazu Soße aufkochen, mit einem Stabmixer pürieren und mit Salz und Pfeffer würzen.
4. Fischfilets aus der Pfanne nehmen, auf Küchenpapier kurz abtropfen lassen, mit der Soße und dem Kohlrabigemüse anrichten.

Kichererbsenpüree mit gedünstetem Gemüse

Zutaten für 4 Portionen:
500 g gekochte Kichererbsen ev. aus der Dose
500 g Karotten
3 Kohlrabi (ca. 500 g)
4 Stangen Lauch (500 g)
1 Knoblauchzehe
1 TL Agavendicksaft
1 TL Butter
40 g Kürbiskerne
¼ l Wasser
Ca. ¼ l Gemüsebrühe ohne Geschmacksverstärker
Salz

Zubereitung:
1. Die Kichererbsen abspülen und abtropfen lassen. 4 EL zur Seite geben, den Rest in ¼ l Wasser erhitzen und mit einem Stabmixer pürieren. Knoblauch schälen, durch die Knoblauchpresse drücken, unter das Püree heben, salzen und warmhalten.
2. Karotten putzen, längs halbieren, Kohlrabi schälen, in Stifte schneiden, Lauch putzen, waschen, in Stücke schneiden.
3. In einer beschichteten Pfanne, das Gemüse nebeneinander hineingeben, mit Salz und Agavendicksaft würzen, mit wenig Wasser zugedeckt ca. 10 Minuten dünsten.
4. Butter schmelzen, Kürbiskerne und Kichererbsen darin erhitzen. Püree mit so viel Gemüsebrühe verrühren, bis es geschmeidig ist. Gemüse und Püree auf vier Teller anrichten und mit den Kürbiskernen und Kichererbsen bestreuen.

Karfiolauflauf

Zutaten für 4 Portionen:
1 kg Karfiolröschen, frisch (oder tiefgekühlt)
1 große Zwiebel
3 Knoblauchzehen
200 g Erbsen (tiefgefroren)
2 Eier
¼ l Sojamilch ungezuckert
200 g Feta
1 EL Rapsöl
Salz, Pfeffer
½ Bund gehackte Petersilie

Zubereitung:
1. Salzwasser zum Kochen bringen, Karfiolröschen ca. 5 Minuten garen und abtropfen lassen.
2. Zwiebel und Knoblauch schälen, in kleine Würfel schneiden und in Rapsöl glasig anschwitzen.
3. Die Hälfte der Röschen pürieren, mit den Eiern, den Zwiebeln, dem Knoblauch, den Erbsen und der Sojamilch verrühren und mit Salz und Pfeffer abschmecken. In eine beschichtete Auflaufform geben, die restlichen Röschen hineindrücken und den in Würfel geschnittenen Feta darüberstreuen.
4. Im Backofen bei 200°C Umluft ca. 15 Minuten überbacken. Vor dem Servieren mit Petersilie bestreuen.

Sojagemüsepfanne mit Feta und schwarzen Oliven

Zutaten für 4 Portionen:
250 g Sojagranulat
1 große Zwiebel
1 roter, 1 oranger, 1 grüner Paprika
200 g Stangensellerie
200 g Karotten
1 Knoblauchzehe
10 Stück schwarze Oliven
150 g Feta
1 EL Olivenöl
Salz
1 TL Gemüsebrühe ohne Geschmacksverstärker
1 TL Rosmarin getrocknet
1 TL Kreuzkümmel gemahlen
2 EL Petersilie gehackt
700 ml Wasser

Zubereitung:
1. Wasser mit Gemüsebrühe aufkochen, Sojagranulat einstreuen und 10 Minuten quellen lassen, danach abgießen.
2. Die Zwiebel schälen und in Würfel schneiden. Paprika, Stangensellerie und Karotten waschen, putzen und in mundgerechte Stücke schneiden. Den Knoblauch schälen und durch die Presse drücken. 1 EL Öl in einer beschichteten Pfanne erhitzen. Zwiebel, Knoblauch und das Gemüse anbraten und bei mittlerer Hitze und geschlossenem Deckel 10 Minuten dünsten.
3. Oliven halbieren, Feta in Würfel schneiden, gemeinsam mit dem Sojagranulat zum Gemüse geben und mit den Gewürzen abschmecken. Auf vier Teller verteilen und mit Petersilie bestreuen.
4. Dazu passt Chinakohlsalat mit einem Dressing aus Olivenöl, weißem Balsamicoessig und Knoblauch.

Sojapasta asciutta

Zutaten für 4 Portionen:
250 g Soja fein
500 g Zucchini
2 gelbe Paprika
1 Bund Frühlingszwiebeln
2 Knoblauchzehen
350 g Tomatensoße mit Oliven
1 TL Rosmarin
40 g Parmesan gerieben
1 TL Gemüsebrühe ohne Geschmacksverstärker
Salz, Pfeffer
1 EL Rapsöl

Zubereitung:
1. Soja in 700 ml Gemüsebrühe aufkochen, 10 Minuten quellen lassen und danach abgießen.
2. Frühlingszwiebeln, Zucchini und Paprika waschen. Knoblauch schälen, Paprika entkernen und gemeinsam mit den Zucchini und Knoblauch in kleine Würfel schneiden. Frühlingszwiebeln in Ringe schneiden.
3. Frühlingszwiebeln in Rapsöl glasig anschwitzen. Gemüse hinzufügen und 5 Minuten dünsten. Tomatensoße untermengen und mit Salz, Pfeffer und Rosmarin würzen und weitere 10 Minuten dünsten.
4. Zu guter Letzt Soja unter die Tomaten-Gemüsesoße mengen, auf vier Teller anrichten und mit Parmesan bestreuen. Dazu passt ein kleiner grüner Salat.

Süßkartoffeln mit Schafskäse und Spiegelei

Zutaten für 4 Portionen:
1 kg Süßkartoffeln
1 große Zwiebel
1 grüner Paprika
250 g Tomaten
200 g Feta
2 EL Olivenöl
2 EL Basilikum gehackt
Salz
4 Eier

Zubereitung:
1. Süßkartoffeln waschen, schälen und in Stücke schneiden. In gesalzenem Wasser ca. 10 Minuten kochen. Zwiebel schälen, halbieren und in Scheiben schneiden. Den Paprika waschen, würfeln und gemeinsam mit der Zwiebel in 1 EL Öl anbraten, dann beiseitestellen. Feta und Tomaten würfeln.
2. Süßkartoffeln abgießen und mit einem Kartoffelstampfer grob zerdrücken. Fetawürfel, Zwiebel-Paprikagemüse und Basilikum unterheben. Salzen und abschmecken.
3. In 1 EL Öl Spiegeleier braten. Püree mit Eiern anrichten und die Tomatenwürfel darauf verteilen.
4. Dazu passt ein kleiner grüner Salat!

Eiweiß-Abendbrot

Zutaten für ca. 12 Scheiben:
150 g Mandelmehl entölt
100 g Leinsamenmehl oder Leinsamen geschrotet
8 Eier
300 g Magertopfen
4 EL Flohsamen
1 P. Weinstein-Backpulver
1 TL Meersalz
Gewürze nach Belieben (Koriander, Kümmel, Fenchel …)
Nüsse zum Bestreuen (Walnüsse, Kürbiskerne, Sonnenblumenkerne …)

Zubereitung:
1. Alle Zutaten mit einem Handmixer vermengen.
2. Eine Kastenform (mind. 25 cm) mit Backpapier auslegen und den Teig einfüllen. Die Form in den Ofen stellen und ca. 40 Minuten bei 160°C (Ober- und Unterhitze) backen. Nach dem Backen zum Auskühlen sofort auf ein Gitter legen.
3. Kombinieren Sie dieses Eiweißbrot mit rohem oder gegrilltem Gemüse, Salat oder vegetarischen Aufstrichen.

Für süße Gaumenfreuden

Naturjoghurt mit Himbeeren und Kokosflocken

Zutaten für 1 Portion:
100 g Naturjoghurt
1 Handvoll Himbeeren
1 TL Agavendicksaft
1 EL Kokosflocken

Zubereitung:
1. Naturjoghurt cremig rühren und in ein Glas füllen. Himbeeren vorsichtig waschen, abtrocknen, mit dem Agavendicksaft marinieren und auf das Joghurt geben.
2. Die Kokosflocken in eine beschichtete Pfanne geben und kurz rösten, bis sie Farbe annehmen und dann auf die Himbeeren streuen.

Exotischer Früchtesalat

Zutaten für 4 Portionen:
1 Zuckermelone
4 Maracujas
8 Litschis
8 Physalis
Eiswürfel

Zubereitung:
1. Die Zuckermelone halbieren und die Kerne mit einem großen Löffel entfernen, schälen und in Spalten schneiden.
2. Maracuja waschen und halbieren. Litschis schälen und entkernen. Physalis waschen.

3. Eiswürfel in vier kleine, tiefe Teller legen und das Obst darauf verteilen.

Schafmilch-Joghurt mit Mandelmus und frischen Feigen

Zutaten für 4 Portionen:
2 Becher Schafmilch-Joghurt (360 g)
1 EL Mandelmus
1 EL Agavendicksaft
4 frische Feigen
Zimt

Zubereitung:
1. Feigen waschen, Enden abschneiden und achteln.
2. Joghurt mit dem Mandelmus und dem Agavendicksaft cremig rühren, in vier Schalen verteilen, mit Zimt bestäuben und den Feigen garnieren.
3. Natürlich können Sie statt der Feigen jedes beliebige Obst verwenden.

Geeister Himbeer-Traum

Zutaten für 4 Portionen:
500 g Himbeeren tiefgefroren
300 ml Sojamilch ungezuckert
Ahornsirup

Zubereitung:
1. Himbeeren etwas antauen lassen. Mit der Sojamilch in einem Standmixer pürieren, mit etwas Ahornsirup abschmecken und in einen Gefrierbehälter geben.
2. Geben Sie die Himbeermasse für zwei bis vier Stunden in den Tiefkühler. Wenn Sie es cremiger mögen, sollten Sie sie in dieser Zeit mehrmals durchrühren, bevor Sie es servieren.
3. Hübsch anrichten können Sie den Himbeer-Traum mit etwas Schlagobers, frischen Himbeeren und Minze.

Bananenkuchen mit Marillen oder Zwetschken

Zutaten für ca. 12 Scheiben:
3 kleine, reife Bananen
160 g geriebene Mandeln
3 Eier
1 EL Rapsöl
1 gestr. TL Weinsteinbackpulver
1 gestr. TL Zimtpulver
eine Prise Salz
einige frische Marillen oder Zwetschken

Zubereitung:
1. Nehmen Sie eine Rührschüssel und zerquetschen Sie darin die Bananen.
2. Die restlichen Zutaten bis auf Marillen oder Zwetschken hinzufügen und mit dem Handrührgerät mit Schneebesen zu einem weichen Teig verarbeiten. Probieren Sie, ob die Masse süß genug ist. Wenn nicht, können Sie etwas Honig, Dattelsüße oder Ahornsirup hinzufügen.
3. Den Teig in eine mit Backpapier ausgelegte kleine Kastenform geben. Mit halbierten Marillen oder Zwetsch-

ken belegen und leicht andrücken. Im Backrohr mit Umluft bei 170°C ca. 35 Minuten backen.

Alle Rezepte und noch weitere finden Sie mit Fotos auf meiner Website: *www.elisabethpolster.at*

Sündigen erlaubt

Was wir auch tun, wir sollten erkennen, dass wir komplexe, wundervolle und emotionale Wesen sind. Essen ist heute vor allem eine gefühlsmäßige Entscheidung und keine Entscheidung der Vernunft. Aus diesem Blickwinkel ist es einfacher zu verstehen, warum wir in Zeiten, in denen es uns schlecht geht, wir Sorgen oder Stress haben, wir etwas Süßes, Wärmendes und Nährendes brauchen und absolut keine Lust auf Krautsalat und Selleriesaft haben.

Das Wort *Sündigen* hat spontan einen negativen Aspekt. Genauer betrachtet tun wir uns aber in der Regel etwas Gutes, wenn wir »*sündigen*«. Meistens sagen wir dann: »Ich *gönne* mir jetzt das Stück Kuchen und den Kaffee.« Das einzig Negative daran ist das schlechte Gewissen im Anschluss. Denn dann heißt es wieder: »Was habe ich nur getan? Ich habe mich absolut nicht unter Kontrolle, so werde ich es nie schaffen abzunehmen.« Was halten Sie davon, wenn Sie sich ab heute vornehmen, alles Notwendige zu tun, um sich gesund zu ernähren und dann ganz bewusst die eine oder andere *Sünde* zu erlauben? Ich halte es so, dass ich mich zu Hause bewusst gesund ernähre, und wenn ich ins Restaurant gehe, kann es vorkommen, dass ich so richtig *sündige* und ich meine, was ich sage. Meine liebste *Sünde* ist ein Wiener Schnitzel oder Cordon Bleu vom Huhn mit Pommes im Landgasthof »Zur goldenen Traube« bei meinem lieben Freund Jörg, der für mich witzigste Burgenländer, den ich kenne. Da ein Jörg ohne Witze zu reißen, undenkbar ist, verkündete er jedes Mal, wenn er mit meinem Essen aus der Küche kam, laut-

stark, damit alle Gäste es hören konnten: »Für unsere Er-
nährungsexpertin ein Schnitzel mit Pommes!« Glauben Sie
mir, der Genuss hat mich entschädigt. Das Wichtigste ist es,
wegzukommen vom Schwarz-Weiß-Denken. Es darf nicht
nur Gesund und Ungesund oder Gut und Schlecht geben. Es
darf auch nicht sein, dass wir das Gefühl haben, zu *sündigen*, wenn wir nur an das geliebte Schnitzel oder die Scho-
kotorte denken. Das macht unserem Unterbewusstsein un-
nötigen Druck und hindert uns daran, einen entspannten
Umgang mit unserer Ernährung zu haben. Stärken Sie Ihr
Bewusstsein für die richtige Ernährung mit *Wissen* und *sündigen* Sie mit *Genuss*, nach dem Motto: *Sündigen erlaubt*,
sich genussvoll etwas gönnen. Diese Formulierung erinnert
mich übrigens an das Buch: »Gute Mädchen kommen in den
Himmel, böse überall hin«.

»Die Guten«

Nachdem ich Ihnen nun meinen Sanktus zum *Sündigen* gegeben habe, möchte ich Ihnen auch einige Tipps geben, wie
Sie schnell und einfach süße und salzige Leckereien herstellen können, welche nicht gleich in Hüftgold umgewandelt
werden. Natürlich soll der Genuss dabei auf keinen Fall zu
kurz kommen.

Warum die meisten von uns Süßes so lieben, dazu gibt
es verschiedene Meinungen. Die einen sagen: Unser süßes
Verlangen wird schon durch das Trinken von Muttermilch
geprägt, da diese einen Anteil Milchzucker enthält und wir
Geborgenheit und Wärme damit verbinden. Andere sind der
Meinung: Der süße Geschmack war für unsere Vorfahren
ein Indiz dafür, dass das Nahrungsmittel nicht giftig sein
kann. Was auch immer der Grund ist, warum wir Süßes so
mögen, bedenken Sie: »Die Dosis macht das Gift.« Sie müs-

sen nicht verzichten, achten Sie nur auf einen bewussten Umgang, dann können Sie sich durchaus ab und an etwas Süßes und für alle unter uns, die es gerne pikant mögen, einen salzigen Snack gönnen. Bei mir bedeutet ab und an einmal in der Woche. Ziehen Sie wie beim Kartenspielen einen Joker und essen Sie Ihr Lieblingsgericht oder die Chips im Kino oder vielleicht Eis mit Schlagobers. Egal, was es ist, Hauptsache Sie genießen es und sind danach glücklich.

Hier nun *meine* »Guten«. Auch wenn ich sie als die »Guten« bezeichne, essen Sie davon nur kleine Mengen, wenn Sie auf Ihr Gewicht achten möchten, denn auch sie liefern Energie, welche verbrannt werden muss. Wenn Sie zu den Menschen zählen, welche es nicht bei einem oder zwei Stücken Süßem belassen können und nicht eher ruhen, bis die ganze Packung aufgebraucht ist, ist es an der Zeit, in sich hineinzuhören. Fühlen Sie nach, warum Sie nicht aufhören können bzw. welches Bedürfnis Sie damit befriedigen wollen. Nur wenn Sie das Warum erkennen, ist es Ihnen möglich, etwas zu verändern. Wenn bei mir die Lust auf Süßes auftaucht, laufe ich nicht direkt in die Küche, um mir etwas zu holen, sondern ich frage und spüre zuerst in mich hinein, warum ich jetzt gerade etwas Süßes möchte. Ist es Hunger? Nur Gusto? Ist es Langeweile? Habe ich gerade Stress? Wie immer meine Entscheidung ausfällt, ob für oder gegen eine überschaubare Menge an Süßem – ich habe mir mein Bedürfnis bewusst gemacht und fühle mich auf jeden Fall besser als wenn ich ferngesteuert die Schoko aus der Schublade hole und esse. Alles, was wir unbewusst tun, endet häufig im Unkontrollierten. In unserem Fall in zu schnell und zu viel Naschen. Also, ab jetzt: Wenn der Gedanke auf Süßigkeiten auftaucht, dreimal durchatmen, spüren und bewusst eine Entscheidung treffen.

Für süße Naschkater und Naschkatzen

Nüsse und/oder Trockenobst

Meine liebste Nascherei, die sich einfach mitnehmen lässt und eine tolle Kombination aus komplexen Kohlenhydraten, Eiweiß, guten Fetten und vielen Vitalstoffen ist, sind Nüsse und Trockenobst.

Ich stelle mir mein Studentenfutter selbst zusammen. Am liebsten mag ich: Mandeln mit Marillen, Walnüsse mit Pflaumen, Cashewnüsse mit Datteln und Pekannüsse mit Goji-Beeren. Achten Sie beim Kauf auf ungezuckerte und ungeschwefelte Bio-Früchte.

Bitterschokolade mit mindestens 70% Kakaoanteil

Wie ich Ihnen erzählt habe, trinke ich gerne nach dem Mittagessen einen kleinen Espresso mit wenig Schlagobers, und wenn ich Gusto auf Süßes habe, dann gönne ich mir ein Stück Bitterschokolade dazu. Sie ist reich an sekundären Pflanzenstoffen und Magnesium. Sollten Sie öfters Heißhunger auf Schokolade haben, könnte dies auf einen Magnesiummangel hinweisen. Essen Sie dann aber bitte nicht tafelweise Schokolade, sondern ergänzen Sie lieber einen kurzen Zeitraum mit einem hochwertigen Magnesium Präparat aus der Apotheke. Bananen, Avocados, Nüsse und Hülsenfrüchte sind ebenfalls reich an Magnesium.

Frucht-Joghurt und Smoothie

Wenn ich nachmittags hungrig bin und es bis zum Abendessen noch zu lange hin ist, dann gönne ich mir ein selbst gemachtes Fruchtjoghurt. Dazu nehme ich ein Kuh- oder Schafmilchjoghurt mit natürlichem Fettgehalt, hebe einen Teelöffel Mandelmus unter und mische es mit Früchten, die ich mag, wie alle Arten von Beeren, Ananas, frischen Feigen, Weintrauben, Banane oder Mango. Süßen erübrigt sich meistens, nur wenn ich saure Früchte wie Ribiseln nehme, kommt ganz wenig Honig oder Ahornsirup darauf. Dattelsüße ist übrigens für mich auch ein beliebtes Süßungsmittel.

Wenn ich mal keine Lust auf Joghurt habe, dann bereite ich mir einen Smoothie aus Birne und/oder Apfel, Karotte und Kokoswasser zu. Wenn ich kreativ bin, verfeinere ich diesen Smoothie noch mit etwas Ingwer, Zitronen- oder Orangensaft, Kurkuma und Löwenzahnpulver aus dem Reformhaus.

Kokos-Hupferln

Ich liebe sie. Sie sind schnell und einfach zubereitet, enthalten weniger Kohlenhydrate als andere Naschereien und sind deshalb gut zu unserer Figur.

Für ca. zwölf Stück mixen Sie mit dem Handrührgerät zwei Eiklar zu einem steifen Schnee, heben zwei Esslöffel Birkenzucker, 40 g Topfen (20 % Fett i. d. T.) und 120 g Kokosflocken unter. Mit zwei Teelöffeln kleine Häufchen auf ein mit Backpapier ausgelegtes Backblech legen und bei 160°C Ober-/Unterhitze im vorgeheizten Backrohr ca. 15 Minuten backen.

Bananenkuchen mit Marillen oder Zwetschken

Am Wochenende oder wenn ich nachmittags Besuch bekomme, tritt mein Backrohr in Aktion und ich backe meinen Lieblingskuchen, welcher ohne Weizenmehl auskommt.

Das einfache und schnelle Rezept dazu finden Sie im Kapitel: *LISIS Vital-Rezepte.*

Für pikante Naschkater und Naschkatzen

Für die seltenen Fälle, bei denen ich Lust auf pikante oder salzige Naschereien habe, stehen Gemüsechips auf meiner Hitliste ganz oben.

Chips aus rote Rüben, Pastinaken, Topinambur oder Süßkartoffeln

500 g vom Gemüse Ihrer Wahl waschen, abtrocknen und in dünne Scheiben hobeln. Legen Sie die Gemüsescheiben auf ein mit Backpapier belegtes Blech. Mit wenig Olivenöl beträufeln. Im vorgeheizten Backrohr (Ober- und Unterhitze) bei 200°C 30 Minuten backen, bis sie knusprig sind. Der Vorteil dieser Gemüsescheiben gegenüber Kartoffelchips ist, dass sie komplexere Kohlenhydrate enthalten, welche den Blutzucker nicht so schnell ansteigen lassen und deshalb auch länger sättigen.

Geröstete Sojabohnen

Wenn es schneller gehen soll, kommen tiefgefrorene Sojabohnen zum Einsatz. Diese erhitze ich mit wenig Wasser in einer Pfanne und warte so lange, bis kein Wasser mehr übrig ist. Dann gebe ich wenig Olivenöl und Salz hinzu und röste sie, bis sie etwas Farbe haben und knusprig sind.

Geröstete Mandeln, Macadamianüsse und Kürbiskerne

Auch diese können selbst vorbereitet und geröstet werden. Das habe ich jedoch noch nie gemacht, da es sehr gute Produkte zu kaufen gibt.

Lisis Naschteller

Mein beliebter Naschteller besteht aus: Prosciutto oder Jamón Serrano, Oliven, Schafgouda, Feigen und/oder Weintrauben. Dieser ersetzt bei mir eine Mahlzeit, wenn ich nicht zum Kochen gekommen bin und das Abendprogramm meinen Lieblingsfilm ankündigt.

Cottage Cheese mit Gemüse und Kräutern

Die figurfreundlichste Nascherei ist für mich Cottage Cheese mit in kleine Würfel geschnittenem Paprika, Radieschen, Tomaten und Kräutern wie Schnittlauch, Petersilie, Basilikum, Koriander oder Majoran.

Zu guter Letzt: 1 & 1 zusammengezählt

Lassen Sie mich zusammenfassen, worauf es nun ankommt und was wir tun können, um uns in unserem Körper so richtig wohlzufühlen. Sie haben die Gründe kennengelernt, welche zu einem trägen Stoffwechsel führen. Fehlernährung, Bewegungsmangel und damit verbundener Muskelabbau, Hormone und Stress beeinflussen nachhaltig unseren Organismus, unser Gewicht und wie leistungsfähig wir sind.

Die erste und wichtigste Maßnahme ist es, dass Sie mit den Nahrungsmitteln, die Sie zu sich nehmen, starke Blutzuckerspitzen vermeiden. Sie können auf diese Weise eine mögliche Insulin-Resistenz Ihrer Zellen verhindern oder bei einer bestehenden Insulin-Resistenz Ihre Zellen wieder sensibilisieren. Eine beleidigte Schilddrüse ist oft der Grund, warum jeder Abnehmversuch scheitert. Wenn Sie schon mehrere Anläufe zur Gewichtsreduktion hinter sich haben und ein wenig verzweifelt sind, weil Sie nach jedem Abnehm-Experiment mehr wogen als davor, dann ist es sicher ratsam, sich in die Hände eines erfahrenen Hormonspezialisten oder einer erfahrenen Hormonspezialistin zu begeben.

Dass regelmäßige Bewegung der Schlüssel zum Wohlfühlgewicht und einem aktiven Stoffwechsel ist, war Ihnen sicher schon bewusst, bevor Sie mein Buch in die Hand genommen haben. Ich behaupte, dass der Erfolg von Sport bei der Gewichtsreduktion vor allem dann gewährleistet ist, wenn auch die Ernährungsgewohnheiten optimiert werden.

Ich habe schon oft Menschen gesehen, welche fleißig am Rad oder am Laufband trainiert und nicht abgenommen haben. Sie haben sogar die Trainingsdauer oder -intensität gesteigert und nichts ist passiert. Kaum hatten Sie die Finger von den *isolierten* Kohlenhydraten und von der Industrie stark ver-arbeiteten und veränderten Nahrungsmitteln gelassen und sich vorwiegend von Gemüse, Eiweiß, guten Fetten und na-türlichen, unverarbeiteten Lebensmitteln ernährt, purzelten die Kilos. Denken Sie immer daran, dass Fettverbrennung ein langsamer Prozess ist und dieser auch nur reibungslos abläuft, wenn wir über einen stabilen Blutzucker verfügen und starke Blutzuckerschwankungen vermeiden. Ihr Gehirn wird konstant und ausreichend mit Energie versorgt und hat keinerlei Veranlassung, Sie zu den unmöglichsten Zeiten zum Vorratsschrank zu schicken. Essen Sie nicht weniger, sondern essen Sie sich satt mit viel vom Richtigen.

Eine erfolgversprechende Ernährungsumstellung, bei der Sie langfristig Ihr Gewicht reduzieren und erhalten können, funktioniert nur über eine Bewusstseinsänderung. Um Ihr Gehirn und Ihren Stoffwechsel auf schlank zu pro-grammieren, müssen Sie schon den gewählten Ernährungs- und/oder Bewegungskurs einige Monate durchziehen. Dann aber werden Sie belohnt mit weniger Verlangen nach Süßem, einem aktiven Stoffwechsel und wenn Sie einmal *sündigen*, vergibt es Ihnen Ihr Körper großzügig und Sie haben nicht gleich nach einem »Fehltritt« zwei Kilo mehr auf der Waage.

Nach einigen Monaten ist der Weg für die langfristige Veränderung Ihrer Ernährungsgewohnheiten geebnet.

Richten Sie sich mental gut aus und denken Sie positiv. Wenn Sie vor einem Buffet stehen, denken Sie nicht: Das und das und das darf ich nicht essen. Stellen Sie sich lieber hin und sagen Sie: »Ich bin so neugierig, welche leckeren Speisen für mich vorbereitet sind. Ich freue mich, die Auswahl zu haben und die für mich gesunden, vitalen Lebensmittel auszuwählen, welche mich nähren, stärken und meinem Wohlfühlgewicht näherbringen werden.«

Sollte es Ihnen noch schwerfallen, sich selbst positiv zu motivieren, lesen Sie sich noch einmal das Kapitel *Alles nur Kopfsache* durch. Machen Sie kleine Schritte, wenn Sie Ihre Ernährung umstellen. Optimieren Sie für eine Woche Ihr Frühstück, danach für eine Woche Ihr Mittagessen, für eine Woche Ihr Abendessen und so weiter. Wenn Sie ein Gewichtsziel anstreben, teilen Sie auch dieses in kleinere Etappenziele auf.

Planen Sie Ihre Mahlzeiten im Voraus und essen Sie regelmäßig. Vermeiden Sie schnelles, zwischendurch im Stehen Essen. Sättigungssignale bleiben so aus und der Genuss geht dabei auch verloren. Nehmen Sie sich Zeit. Essen Sie nicht nur, sondern nehmen Sie genau wahr, was auf Ihrem Teller liegt und sich gleich in Ihrem Körper befinden wird. Riechen und schmecken Sie daran mit Hingabe. Sie bekommen so einen anderen Zugang zum Essen und zu Lebensmitteln, als wenn Sie nur schnell und vielleicht abgelenkt – weil Sie Zeitung lesen oder fernsehen – eine Mahlzeit zu sich nehmen. Auch die Wertschätzung für Nahrung steigt. Sie werden langfristig kritischer sein in der Auswahl des »Treibstoffs«, der Sie gesund erhalten, stärken und nähren soll.

Wappnen Sie sich für unterwegs oder zwischendurch, indem Sie immer Nüsse und einen Apfel bei sich haben. Ein idealer Einstieg, um Ihre Ernährungsgewohnheiten ernsthaft zu verändern, sind zwei Vorbereitungs- bzw. Entlastungstage. Diese können Ihnen helfen, Ihrem Körper ein Zeichen zu setzen, ihn umzustimmen. Ich starte gerne mit einem Apfel-Reis-Tag. Dazu nehme ich 250 g gekochten Vollkornreis, auch Naturreis genannt, und vermenge ihn mit einem frischen, geriebenen Apfel oder ungezuckertem Apfelmus. Davon esse ich drei- bis viermal am Tag und trinke dazwischen viel Wasser und ungesüßten Kräutertee. Am zweiten Tag gibt es Gemüsesuppe mit wenig Salz und vielen

Kräutern. Nach diesen beiden Entlastungstagen ist es dann wieder wesentlich leichter für mich, auf Brot, Nudeln und Kuchen zu verzichten.

Wenn Sie von heute auf morgen den Kohlenhydratanteil stark reduzieren, kann es sein, dass Sie sich anfangs müde fühlen. Der Grund ist, dass Sie Ihrem Körper weniger Zucker als Energieträger liefern und er gezwungen wird, die Fettreserven zu mobilisieren, um daraus Glukose gewinnen zu können. Es bleibt ihm dann wirklich nichts anderes übrig, als an den meist ungeliebten Fettpölsterchen zu knabbern, und dies kann zu einer leichten Unterzuckerung führen. Ich empfehle Ihnen deshalb, den Kohlenhydratanteil nur langsam zu reduzieren. Essen Sie zum Beispiel mittags noch eine kleine Portion Beilage wie Reis, Kartoffeln oder Brot, abends jedoch lassen Sie sie weg. Wenn Sie sich daran gewöhnt haben, können Sie auch mittags die Sättigungsbeilagen weglassen.

In solchen Umstellungsphasen hat sich bei mir Charantea-Tee von Allergosan bewährt, welchen man in der Apotheke erhält. Ich trinke davon je einen halben Liter nach dem Frühstück und Mittagessen. Charantea-Tee besteht aus den getrockneten Samen und Früchten der Bittergurke. Sie hemmt meinen Heißhunger auf Süßes. Die enthaltenen Bitterstoffe unterstützen die Fettverdauung und wirken damit aktivierend auf meinen Stoffwechsel. Ebenso günstig auf den Blutzuckerspiegel wirken: Salbei, Ceylon-Zimt, Ingwer und Kaktusfeige.

Gehen Sie bewusst mit negativem Stress um, lernen Sie zu erkennen, wann Ihre Schmerzgrenze erreicht ist und Sie die »Reißleine« ziehen müssen, um tiefgreifende Auswirkungen auf Ihren Stoffwechsel zu verhindern.

Achten Sie wann immer möglich darauf, Lebensmittel regional, saisonal, biologisch, so natürlich und unbehandelt wie möglich zu kaufen. Ich habe das Glück, nicht weit von meinem Wohnort einen Landwirt zu haben, welcher nach

Zu guter Letzt: 1 & 1 zusammengezählt

DEMETER–Grundsätzen, also »Ökologisch vorbildlich«, sein Obst und Gemüse anbaut und es verkauft. Da er auch Hühner hat, komme ich in den Genuss von einem Frühstücksei von wirklich glücklichen und artgerecht gehaltenen Hühnern.

Verzichten Sie auf strikte Verbote, die Sie nur dazu bringen, diese zu umgehen. Dafür planen Sie ganz bewusst nach dem Motto: *Sündigen erlaubt* kleine Mengen Ihres »Suchtnahrungsmittels« in Ihren Speiseplan ein. Mit den richtigen, gesunden Nahrungsmitteln, regelmäßiger Bewegung und einem zu Ihnen passenden Stressmanagement tanken Sie viele Vitalstoffe, Ihr Blutzuckerspiegel bleibt tagsüber auch in Stresssituationen konstant, Sie erhalten oder bauen wertvolle Muskelmasse auf, hormoneller Heißhunger verschwindet und Sie profitieren durch mehr Energie, Leistungsfähigkeit und der Freude an Ihrem Wohlfühlgewicht.

Treffen Sie eine Entscheidung! Am besten gleich, wenn Sie das Buch zur Seite legen, und verändern oder optimieren Sie Ihre Ernährungs- und Lebensweise, welche Sie Ihrem gewählten Ziel näherbringt. Sie werden es bestimmt nicht bereuen!

Schlusssatz

Liebe Leserin, lieber Leser,
eines möchte ich Ihnen gerne zum guten Ende ans Herz legen. Wenn Sie etwas verändern wollen, seien es Ihre Ernährungsgewohnheiten, sei es mehr Sport zu machen oder überhaupt einmal damit anzufangen, öfter auf sich zu achten, Ihre Bedürfnisse wahrzunehmen: Was auch immer es ist, tun Sie es mit Freude, mit einem Lächeln im Gesicht und seien Sie nicht zu streng mit sich selbst, wenn Sie Ihre Vorsätze nicht sofort umsetzen können.

Beginnen Sie mit kleinen Schritten. Der Weg ist das Ziel. Seien Sie tolerant zu sich und verurteilen Sie sich nicht, wenn es vielleicht wieder einmal nicht geklappt hat. Denn für alles, was Sie sich vorgenommen haben, gibt es auch den richtigen Zeitpunkt ... das ist meine Erfahrung. Daher lassen Sie den Kopf nicht hängen, mit ein wenig Humor geht alles leichter und deshalb möchte ich Ihnen an dieser Stelle meinen häufig genützten Lieblingsspruch mitgeben: »Wiad scho wern, sogt die Frau Kern, bei der Frau Dorn is a wieda worn und bei der Frau Wimmer woas fü schlimmer!«

In diesem Sinne passen Sie gut auf sich auf!

Mit Essgenuss zu mehr Lebensfreude!

Ende gut, alles Gut – Happy End!

Ich sitze am Schreibtisch, die Sonne scheint und die Wettervorhersage hat uns einen wunderschönen, sehr warmen Spätsommertag prophezeit. Mir wird es ganz warm ums Herz und ich spüre, dass mein Leben eine gute Wendung nimmt.

Die letzten Monate waren geprägt von einer Veränderung, auf die ich nicht vorbereitet war. Damit Sie mich verstehen, muss ich gedanklich einige Jahre zurückgehen. Vor elf Jahren, ich war 37 Jahre jung und wohnte zu dieser Zeit in Köln, stand der Entschluss fest, dass ich außer meinem »Beruf« als Hausfrau und Mutter (wird leider bis heute nicht als Berufszweig angesehen, was ich sehr schade finde) einem »richtigen« Beruf nachgehen wollte. Wie ich am Anfang meines Buches erwähnt hatte, galt meine Leidenschaft schon von meiner Jugend an der Ernährung und Gesundheit. Ich fing an, mich zu erkundigen, welche Ausbildung ich dafür benötige, um alles zu lernen, um Menschen im Bereich Ernährung und Gesundheit unterstützen zu können. Nach umfangreichen Recherchen hatte ich mich für die Bewerbung an der Diätassistenten-Schule in Köln entschieden. Nach zwei Wochen Bangen bekam ich ein Schreiben mit einer Absage. Telefonisch nachgefragt erhielt ich die Auskunft: »Liebe Frau Polster, Sie sind zu alt, konzentrieren Sie sich besser auf Sprachen.« In meiner Bewerbung hatte ich vermerkt, Englisch, Italienisch, Spanisch und ein wenig Französisch zu können. Meine Enttäuschung war groß. Eine weitere Möglichkeit wäre ein fünfjähriges Studium zur Ökotrophologin (Studium der Ernährungswissenschaften) gewesen, doch ich entschied mich für die Ausbildung zur Heilpraktikerin. Ich startete mit der Ausbildung in dem Glauben, dass ich in Köln wohnen bleiben werde, und mit der Hoffnung, mir eine gute Wissensgrundlage für meine spätere Tätigkeit zu schaffen. Gleichzeitig besuchte ich alle Fortbildungen vom

Naturheilzentrum Alstertal in Hamburg zum gesund & aktiv-Stoffwechselprogramm. Nach anderthalb Jahren stand fest, dass wir aus beruflichen Gründen meines damaligen Mannes nach Wien übersiedeln werden. Gesagt, getan und an der Privatschule für energetische Naturpraktiken bestand ich überglücklich die Abschlussprüfung und startete voller Enthusiasmus in mein neues Berufsleben. Nun unterstützte und begleitete ich Menschen bei dem Wunsch, ihre Ernährungsgewohnheiten zu verändern.

Nach neun Jahren praktischer Arbeit, vielen Weiterbildungen, persönlichem Wachstum und aufgrund der Wünsche meiner Klienten an mich, hatte sich mein Angebot so erweitert, dass ich Leistungen anbot, die durch meine Ausbildung nicht mehr gedeckt waren. Der Schock traf mich wie ein Blitzschlag, als ich eine Klage auf meinem Tisch liegen hatte mit der Aufforderung, meine berufliche Tätigkeit aus dem oben genannten Grund einzustellen.

Trotzdem war es Glück im Unglück und Sie, liebe Leserinnen und Leser, haben es sicher auch schon erlebt: Wenn sich eine Tür schließt, geht eine andere auf, sofern man überzeugt ist, dass das Universum es mit einem gut meint. Denn ich konnte meinen Tätigkeitsschwerpunkt auf die Entwicklung von gesunden Lebensmitteln verlegen und kann heute so meine Erfahrungen und meine Leidenschaft für Essgenuss & Lebensfreude einbringen.

»Mama, was gibt es heute Mittag zu essen?«, ruft mein Sohn aus der Küche. Ich stehe auf mit einem Lächeln im Gesicht, um in die Küche zu gehen und bin sicher, dass es ein großartiger, neuer Lebensabschnitt wird.

Anhang

Danke schön … Ihr seid bezaubernd!

Danken möchte ich meinen Kindern Toni und Lisa dafür, dass sie an mich glauben, mich bei all meinen Projekten unterstützen und immer ein Ohr für mich haben, wenn ich wieder ganz viel erzählen möchte und sie mir mit Rat und Tat zur Seite stehen. Für ihr Engagement am Herd und die Freude, die sie mir bereiten, wenn sie fragen, ob sie für mich etwas mitkochen sollen.

Ihr seid mein Leben!

Ganz besonders möchte ich mich bei meinem Lebensgefährten Markus bedanken. Er hat mich immer wieder erinnert, mir die Zeit für dieses Buch zu nehmen, mich motiviert und unterstützt, wo immer er konnte.

Bedanken möchte ich mich von ganzem Herzen auch bei Verena Minoggio-Weixlbaumer und bei Elmar Weixlbaumer vom Goldegg Verlag, die in mir das Autorinnen-Gen entdeckt haben und mir ihr Vertrauen für die Veröffentlichung dieses Buches geschenkt haben.

Ich danke meinen ehemaligen Klientinnen und Klienten für ihr Vertrauen. Durch ihr positives Feedback wurde ich immer wieder motiviert und bestärkt, mich weiterzuentwickeln. Auch das hat dazu beigetragen, dass dieses Buch entstand.

Vielen lieben Dank auch an Sie, liebe Leserin, lieber Leser. Je mehr wir sind, die sich Gedanken machen, und je bewusster wir uns um unsere artgerechte Ernährung kümmern, desto eher können wir für uns entscheiden, was gesund ist und uns guttut. Lassen Sie uns mit Spaß und Freude gemeinsam dranbleiben, denn am Ende des Tages sitzen wir alle im selben Boot ...

Für Bücherwürmer

Meine Empfehlungen zu wirklich interessanten, wertvollen und aufschlussreichen Büchern.

Apolin, Martin: Mach das! Die ultimative Physik des Abnehmens. Ecowin (2014)

Blumhagen, Vanessa: Die Hashimoto-Diät: Wie Sie trotz Ihrer Krankheit schlank und fit werden und sich in Ihrem Körper wohlfühlen. mvg Verlag (2014)

Blumhagen, Vanessa: Jeden Tag wurde ich dicker und müder: Mein Leben Mit Hashimoto. mvg (2013)

Bruker, Max O.: Idealgewicht ohne Hungerkur: Ein Ratgeber aus der Sprechstunde mit Rezepten von Ilse Gutjahr. Emu, 32. Auflage (2012)

Bruker, Max O.: Unsere Nahrung – unser Schicksal: Alles über Ursachen, Verhütung und Heilbarkeit ernährungsbedingter Zivilisationskrankheiten (Aus der Sprechstunde). emu Verlags- und Vertriebsgesellschaft Ernährung-Medizin-Umwelt, 45. Auflage (2011)

Budwig, Johanna: Öl-Eiweiß-Kost. SENSEI (2013)

Enders Giulia: Darm mit Charme: Alles über ein unterschätztes Organ. Ullstein Hardcover (2014)

Frauwallner, Anita: Was tun, wenn der Darm streikt?: Probiotika sinnvoll einsetzen. Kneipp-Verlag (2015)

Grillparzer, Marion: Hey Heißhunger, ab jetzt bin ich der Boss! Gräfe und Unzer Verlag GmbH; 2. Auflage (2011)

Grillparzer, Marion: KörperWissen, Gräfe und Unzer Verlag GmbH (2006)

Peters, Achim: Mythos Übergewicht: Warum dicke Menschen länger leben. Was das Gewicht mit Stress zu tun hat – überraschende Erkenntnisse der Hirnforschung. btb Verlag (2014)

Sieber-Mahler, Martina: Kursbuch Stoffwechsel: Hunger oder Appetit? Warum wir die Unschuld beim Essen verloren haben. Südwest Verlag (2010)

Ursinus, Lothar/Wolf, Traudel/Wolf Rohi: Gesund & aktiv vegetarisch. Schirner Verlag (2015)

Ursinus, Lothar: Die Organuhr – leicht erklärt: Grundzüge und Möglichkeiten. Schirner Verlag, 2. Auflage (2009)

Ursinus, Lothar: gesund & aktiv – Das Stoffwechselprogramm: Endlich gesund abnehmen, mit Nahrungsmitteln, die optimal auf Ihren persönlichen Stoffwechsel abgestimmt sind. Schirner, 6. Auflage (2011)

Ursinus, Lothar: Mein Blut sagt mir ... Labor ganzheitlich, Schirner Verlag (2015)

Wilson, James L.: Grundlos erschöpft?: Nebennieren-Schwäche – das Stress-Syndrom des 21. Jahrhunderts. Was ist Cortisol-Mangel und wie können wir ihn heilen? Goldmann Verlag (2011)

Worm, Nicolai: Glücklich und schlank – Mit viel Eiweiss und dem richtigen Fett. Die LOGI-Methode. Systemed Verlag GmbH, 12. Auflage (2014)

Schnell & einfach bestellen im Online-Shop:
www.elisabethpolster.at

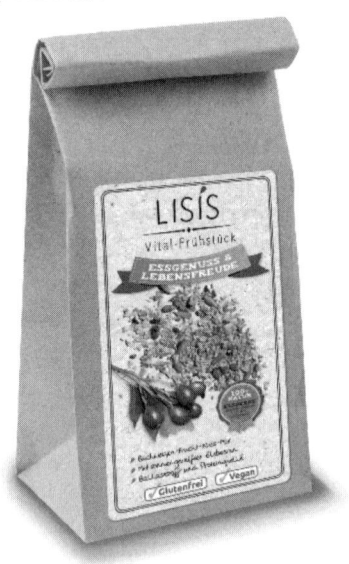

Verzeichnis der Rezepte

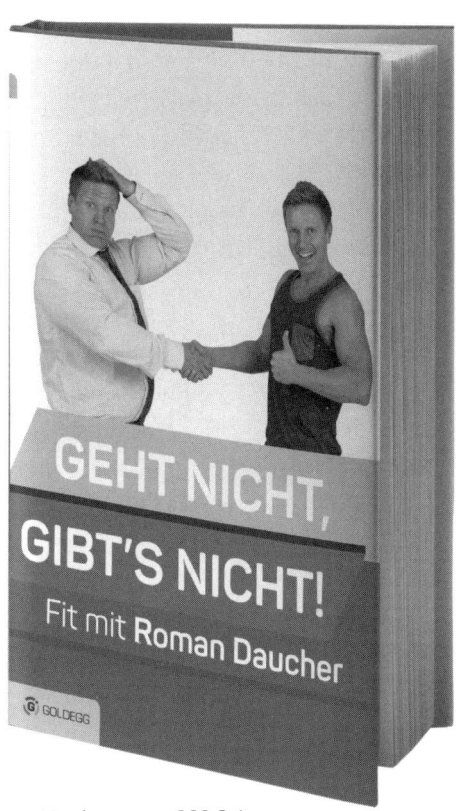
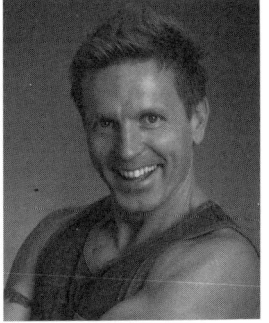

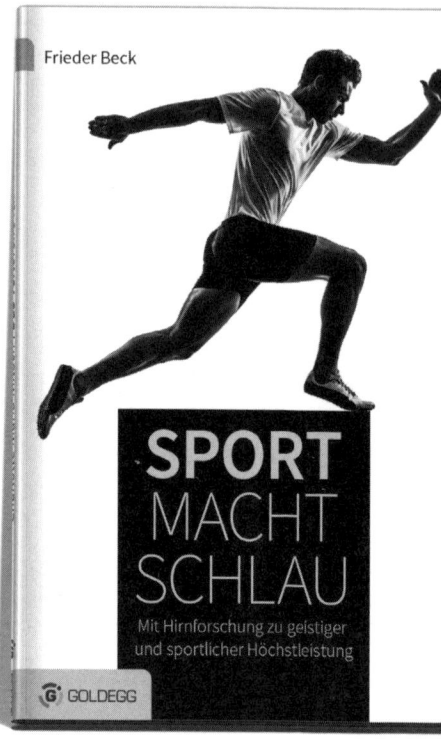
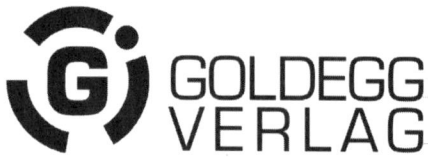

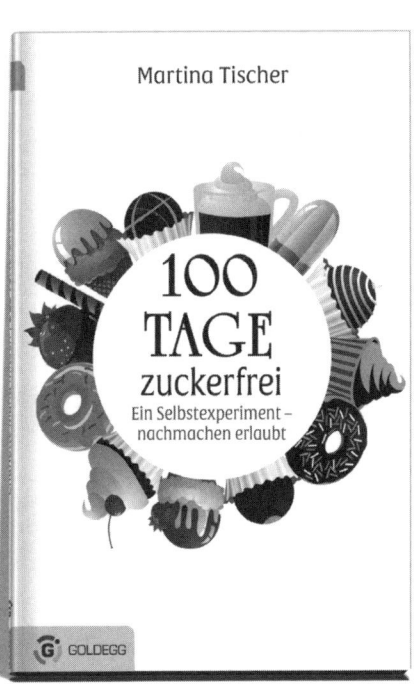
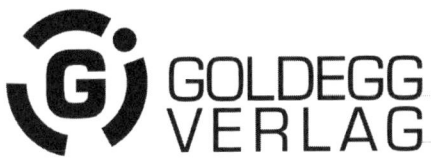

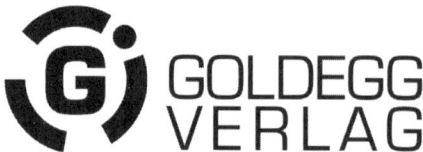

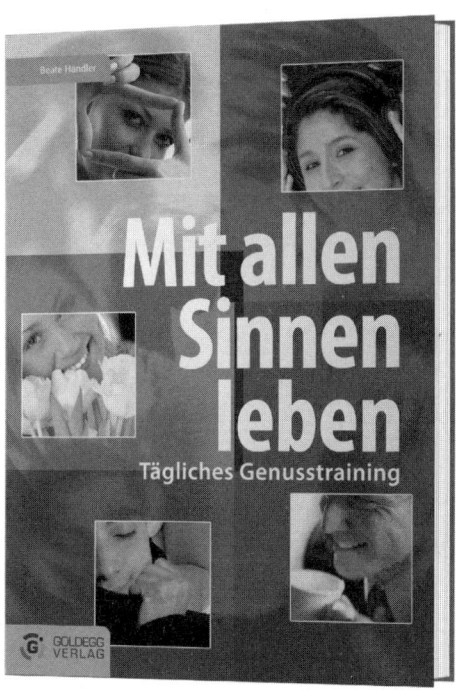
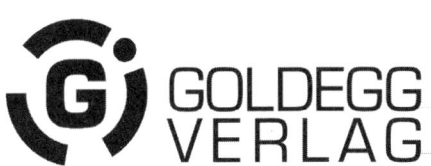

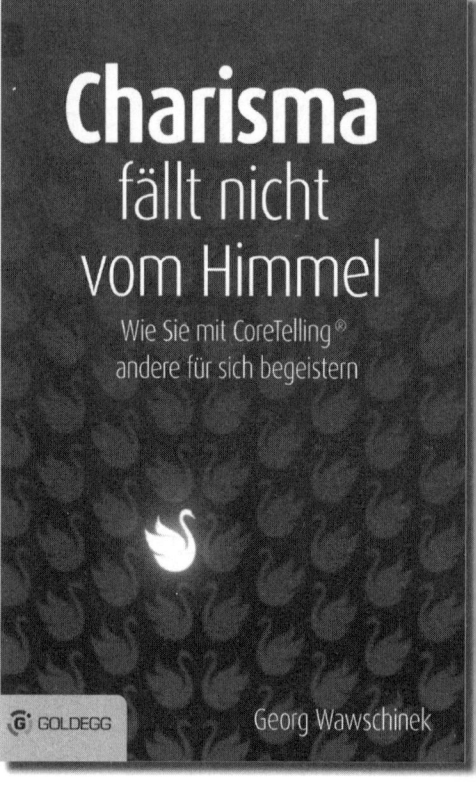
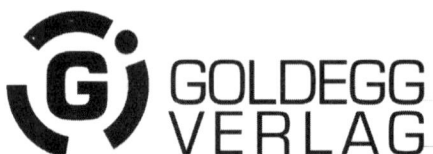